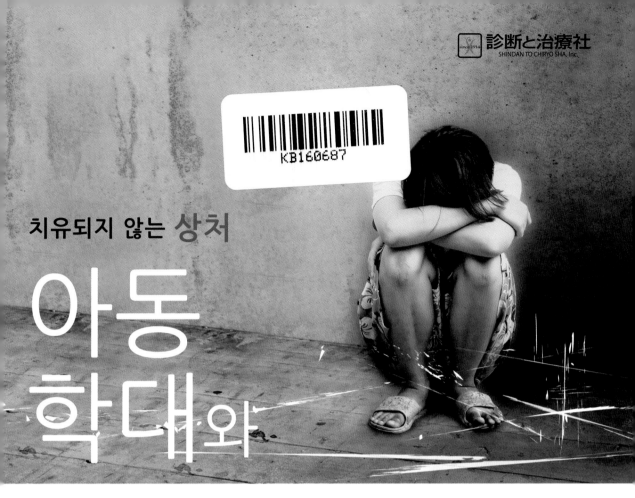

診斷と治療社
SHINDAN TO CHIRYO SHA, Inc.

치유되지 않는 **상처**

아동학대와

상처받은

뇌

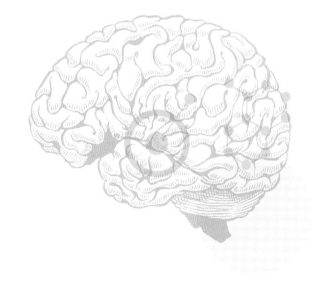

지은이 Akemi Tomoda
옮긴이 **유수양**

군자출판사

치유되지 않는 상처
아동학대와 상처받은 뇌

첫째판 1쇄 인쇄 2016년 06월 24일
첫째판 1쇄 발행 2016년 07월 01일
첫째판 2쇄 발행 2021년 02월 01일

지 은 이 도모다 아케미 友田 明美(Akemi Tomoda)
옮 긴 이 유수양
발 행 인 장주연
출 판 기 획 조은희
내 지 디 자 인 이슬희
표 지 디 자 인 김재욱
발 행 처 군자출판사(주)
　　　　　　등록 제4-139호(1991.6.24)
　　　　　　본사 (10881) **파주출판단지** 경기도 파주시 회동길 338(서패동 474-1)
　　　　　　전화 (031) 943-1888   팩스 (031) 955-9545
　　　　　　홈페이지 | www.koonja.co.kr

SHINPAN IYASARENAI KIZU: JIDO-GYAKUTAI TO KIZU TSUITEIKU NO by Akemi Tomoda
Copyright © 2012 Akemi Tomoda
All rights reserved.
Original Japanese edition published by SHINDAN TO CHIRYO SHA, Inc., Tokyo.

This Korean language edition published by arrangement with
SHINDAN TO CHIRYO SHA, Inc., Tokyo in care of Tuttle-Mori Agency, Inc., Tokyo through
A.F.C LITERARY AGENCY, Seoul

· 파본은 교환하여 드립니다.
· 검인은 저자와 합의 하에 생략합니다.

ISBN 979-11-5955-052-2
정가 40,000원

신판 <치유되지 않는 상처>
·········· 추천의 글 ··········

나는 2001년에 개원한 새로운 어린이 병원, 아이치소아보건의료종합센터 심리과(아동정신과)에 아동학대 전문 외래를 개설하였다. 그 후로 10년 세월이 지났지만 아직도 일본에서는 유일한 아동학대 전문 외래이다. 아이들뿐만 아니라 그 부모도 의료기록을 만들어서 부모와 아이를 병행치료하면서 수많은 피학대아와 그 부모의 치료를 위해 노력해 왔는데, 거기서 만난 아이들, 그리고 부모들의 중증도에 놀라지 않을 수 없었다. 또한 아동학대와 발달장애가 복잡하게 얽혀져 있다는 사실도 알게 되었다.

지적 지체가 없는, 이른바 경도발달장애를 가진 아이들은 아동학대 피해를 입을 수 있는 높은 위험성을 가지고 있으며, 동시에 아동학대에 의해 초래되는 후유증은 발달장애와 매우 흡사한 임상증상을 보인다. 수많은 증례를 경험하는 동안 발달장애에 기반하지 않은 증례에서도 아동학대의 증례가 마치 형제처럼 흡사한 임상증상을 보이며 그것이 나이를 먹어감에 따라 함께 변화하여 하나의 발달장애증후군이라고 말하지 않을 수 없는 상황이 되어 간다는 것을 깨달았다. 세계적인 아동학대 관련 권위자인 벤텔콜크(Van der Kolk)가 이 문제에 대해 발달성 트라우마장애라는 질환명을 이미 제시하고 있다는 것을 나중에서야 알았다.

그리고 아동학대에 의한 만성적인 트라우마가 뇌의 기질적, 기능적 변화를 가져온다는 보고는 최근 조금씩 등장하게 되었다. 이러한 논문들을 조사해 가는 동안 한 일본인 연구자가 이 영역에서 세계를 깜짝 놀라게 하는 보고를 계속해서 하고 있다는 사실을 알게 되었다. 이 일본인 연구자가 바로 <치유되지 않는 상처>의 저자인 도모다 아케미 선생님이다. 도모다 선생님은 하버드대학의 테이처(Teicher) 선생님과 함께 이 영역의 연구에 매진해 왔다. 그 성과로 지금까지의 트라우마가 뇌에 미치는 영향이라는 문맥을 뚫고 나아가, 트라우마 관련성 장애가 발달장애증후군과 동일하거나 어쩌면 더욱 심각한 임상증후군을 형성하여 성인이 되었을 때 다양한 정신과 질환, 그리고 정신질환으로 이어질 수 있다는 가능성을 착실한 뇌기능 영상연구를 통해 도출해내었다.

나는 학회에서 도모다 선생을 열심히 찾아 다녔다. 만나보니 세계적 수준의 연구자임에도 불구하고 매우 솔직하고 겸손한 인품에 다시 한번 매료되었다.

도모다 선생님이 낸 구판 <치유되지 않는 상처>는 그 내용의 농밀함에 비해 일본에서 그 가치가 제대로 평가되었다고는 하기 어렵다. 이번에 신판이 출판되었다. 이것은 신판이라기보다 최근 수 년간의 맹렬한 뇌 연구의 진전과 도모다 선생님에 의한 새로운 성과, 그리고 더 깊은 연구를 통해 심화된 완전히 다른 새로운 책이다. 그리고 이 책은 '트라우마 관련성 장애'라는 정신의학 전체에 변화를 촉구할 수 밖에 없는 테마를 둘러싼 일본, 그리고 세계에서도 최초의 교과서이다. 이 책에는 현시점에서의 아동 트라우마와 뇌를 둘러싼 필요한 모든 최신정보가 빠짐없이 실려 있다.

이 책은 아이들과 관련된 위치에 있는 모든 이들이 읽었으면 한다. 또 특히 성인을 대상으로 하는(해리성 장애에 대해 아무런 방도가 없는) 정신과 의사들에게 널리 읽혀지길 바란다.

이 책이 출판된 것을 매우 기쁘게 생각한다.

2011년 12월
하마마츠의과대학 아동청년기정신의학강좌 주임교수
스기야마 토시로

신판 <치유되지 않는 상처>
·····················추천의 글·····················

이 책에는 마땅히 받아야할 사랑은 커녕 절대로 행해져서는 안 될 학대를 당할 수밖에 없었던 피해 아동들의 증언과 증거가 고스란히 담겨져 있다. 한 인간으로서 전 생애를 걸친 고통과 상처를 어떻게 보듬어야 하는지도 결심하게 해준다. 아픈 기억을 떠올리며 가슴을 부여잡고 읽어야 할지도 모른다. 하지만, 지금 이 시대, 우리 사회를 향한 메시지이자 선물이다.

원광대 한의대 한방신경정신과교수 **강형원(한의학박사)**

하버드의과대학 부속 맥클레인병원에서 행동신경학/신경정신학 임상전임의 과정을 마치고 귀국하여, 역자인 유수양 선생님을 통해 M&L 심리치료를 접한 뒤, 또 다른 눈을 뜨게 되었다. 신경 증상을 호소하는 환자를 진료하다보면 동반된 다양한 인지, 행동, 정신, 심리 증상으로도 고통을 받고 있다는 것을 느끼고 제한된 진료시간이 안타까울 때가 많다. 이러한 환자들의 상당수는 성장과정에서의 트라우마를 가지고 있다. 마음의 상처를 치료하기 위한 심리치료과 뇌의 상처를 치료하기 위한 약물치료의 중요성을 함께 강조하고 있다. 뇌 · 마음 · 몸 연결고리(Brain-mind-body connection)의 의미를 다시 한 번 느끼게 된다.

하버드신경과의원 원장 **양현덕(의학박사)**

아동학대는 아이의 신체를 손상시키고 뇌에도 큰 상처를 입혀 평생을 정신장애의 그늘 속에서 신음하게 만드는 어른들의 무책임한 폭거이다. 이 책은 아동학대를 사회심리적인 관점에서 뿐만 아니라 다양한 생물학적 연구를 통해 뇌에 미치는 영향까지 폭 넓게 다룸으로써 문제의 원인과 영향, 나아가 그 해결책까지 제시하는 아동 학대 해결의 단비와 같은 책이다.

하나병원 원장 **전현태(정신건강의학과전문의, 의학박사)**

믿기지 않는 아동학대 사건들이 계속 우리 사회에 충격을 주고 있는 시점에 출간된 이 책이 너무나도 반갑고 소중하다. 정신과나 소아과 의사뿐만 아니라 성인질환을 보는 의사들에게도 아동 학대와 성인질환의 인과관계를 인식하고 진료에 적용하는 것이 최선의 치료 결과를 얻을 수 있기 때문에 이 책이 큰 도움이 되리라 생각된다. 국내에서도 아동 학대에 대한 관심 높아지고 이에 대한 의료계의 연구가 활발히 진행되는 계기가 되길 기대한다.

원광대 의대 소화기내과 교수 **김용성(의학박사)**

우리나라에서도 아동학대가 심각한 사회문제가 된지 오래다. 하지만 정작 아동학대 자체에 대해서는 아는 바가 별로 없다. 그저 일시적으로 아동의 마음에 상처를 주는 정도로만 생각하는 경향이 농후하다. 아동의 뇌 발달과정에 어떠한 영향을 미치는지는 생각하지 못한다. 이 책은 부모와 교사에게 자신의 익숙한 양육 또는 훈육 방식에 대해 통렬한 성찰을 요구하는 책이다.

전북대 교육학과 교수 **김천기(교육학박사)**

저자는 최근 수년 간 뇌 영상진단법을 이용한 실증적인 연구를 통해 아동학대가 발달과정에 있는 뇌 자체의 기능이나 신경 구조에 영속적인 손상을 일으킨다는 것을 밝혀냈다. 이점에서 〈치유되지 않는 상처〉가 우리 앞에 펼쳐준 각종분석과 논증은 가히 충격적이다. 저자가 밝힌 더 무서운 사실중의 하나를 꼽는다면, '아동학대행위는 그것에서 그치지 않고 대물림으로 이어진다'는 것이다. 바로 우리가 이 책을 통해 알게 된 숙제를 그 어떤 사회적 현안문제보다도 시급히 해결에 나가야 할 것이다.

KACE 인문연구원 교수 **임익권**

학대로 인하여 나타나는 복합적인 후유증은 미래의 사회를 이끌어 나갈 어린이들의 신체 및 심리발달에 많은 부정적 영향을 미친다는 사실을 가정 및 이웃 모든 사회가 올바르게 인지해야 한다. 그리고 이에 대한 해결책은 국가적 차원에서 강력한 정책이 마련되어야 할 뿐만 아니라 임상현장에 있는 의료인들도 정확하게 인지하고 대처해야 한다고 본다.

경희대학교 한의대 한방재활의학과교수 **정석희(한의학박사)**

이 책은 학대받은 아이들의 치유되지 않는 상처에 대한 철저하고 분명한 의학적 근거를 보여주고 있다. 그리고 끝내 우리 사회가 상처받은 아이들이 안심할 수 있는 안전의 장을 제공해서 트라우마 체험을 치유하는 힘을 체득해가도록 하는 것이 중요하다는 저자와 역자의 의지를 읽어야 한다.

한국 M&L 심리치료연구원 대표 **천병태(한의학박사)**

구판에서의
추천의 글

아이는 부모의 보물일 뿐만 아니라 인류의 보물이며 희망이다. 무엇과도 바꿀 수 없는 깨끗한 천사와 같은 아이들이 괴롭힘 당하고 상처를 받는 비참한 일이 이 세상에 일어나도 되는 것일까?

그러나 이런 순진한 물음은 너무 세상 물정을 모르는 질문이다. 잔혹한 아동학대는 이미 놀라울 정도로 확산되고 있는 사회적 문제이다. 아동학대는 남의 눈을 꺼리는 부정적 사회병리현상이기 때문에 그 실태는 은폐되기 쉬우나 건전하게 사는 사람의 기본 권리를 침해하는 것이므로 절대 용인되어서는 안 된다.

이 책의 저자 도모다 아케미 선생님은 소아과 제1선에서 일하는 의사로 근무할 때 이 감추어진 사회의 뒤틀림에 희생되어 목숨을 잃은 3살 아이를 우연히 만난 후, 20년간 아동학대의 의료와 의학 연구에 전념해 왔다. 특히 지난 3년간은 보스턴의 유명한 맥클레인병원에서 유학하면서 유아기의 학대 체험이 피해자의 대뇌에 불가역적 병변을 남긴다는 수많은 증거들을 최신 뇌신경영상기법으로 증명해냈다.

아동학대는 윤리·문화·경제·교육을 포괄한 거대한 사회 문제일 뿐만 아니라 정신·신경·심리학적 관점에서 그 성립 기전이나 병태를 이해하고, 적절한 예방·치료 대책을 제공는 등의 의학이 공헌할 수 있는 중요한 의학적 문제이기도 하다.

이 책에 기술한 내용은 포괄적이고, 체계적이며 동시에 의학연구의 첨단까지 총 망라한 위대한 모노그래프라고 할 수 있다. 더욱이 이 책의 글은 요령 있게 짜여 있어서 쉽게 읽을 수 있다. 의료관계자들에게 널리 추천하고 싶은 책이다.

2006년 5월
동경여자대학교 명예교수(현 소아신경학연구소 소장)
후쿠야마 사치오

추천의 글

구마모토대학 의학부 부속병원 발달소아과에서 지속적으로 소아의 신경질환을 진료 · 연구 · 교육 해 온 이 책의 저자 도모다 아케미 선생님은 아급성 경화성 전뇌염(Subacute Sclerosing Panencephalitis, SSPE) 에 대한 리바비린 뇌실내 치료 등 선구자적인 치료법을 개발하였고, 또한 소아만성피로증후군 연구의 기초를 만드는 등 '마음'의 '진료'에도 깊은 지식과 열의를 가진 소아신경과의로서 촉망 받는 훌륭한 의사이다.

2003년 봄부터 2005년 가을까지 2년 7개월간 하버드대학 정신과 테이처 교수의 지도 아래 '피학대아의 고해상도 MRI 영상해석연구'를 실시하여 매우 중요하면서도 흥미로운 결과를 얻고서 얼마 전에 귀국하였다. 이 책은 그 연구를 기초로 한 '소아 피학대의 해설서'이며, 소아과의사 및 전문성을 가진 소아신경과의사들에게도 흥미로울 뿐만 아니라 도움이 될 수 있는 충실한 내용을 담고 있다. 그뿐만 아니라 피학대아의 '마음의 상처'를 뇌의 형태학적 문제로 해석하고 있는데, 오랜 세월 동안 고통스러운 후유증에 시달리고 있는 그들의 충격적인 실상이 의학적 데이터와 함께 서술되어 있어서 다시금 마음이 아프다. 그러나 여러분들은 이러한 정서적 고통을 느끼는 것에 머무르지 말고, 학대가 아이들의 뇌 발육에 미치는 영향을 한 번 더 인식해 주길 바란다. 또한 그 배경에 있는 어른들의 사회 문제를 명확히 바라보고 보호자와의 관계나 예방에 대한 노력에 힘써주길 바라 마지 않는다.

스스로의 삶의 방향을 모색하는 나날을 살아가고 있는 아이들에게 가장 큰 영향을 줄 수 있는 생활환경 중에서 중요한 것은 우리 어른들이나 보호자를 중심으로 한 사회가 제공하는 정보이다. 다양한 정보는 불안을 부추기고, 가치관이 다양화 복잡화 되어감에 따라 어른들 자신의 마음이 불안감으로 가득 차서 동요하는 시대가 되었다.

아이들에 대한 학대는 이러한 어른들이 가해자가 되고 있다. 가해자인 어른들은 깨닫지조차 못하고 있으나 실은 다양한 방향에서 자기도 모르는 사이에 '아이들을 위해'라고 하면서 일상적으로 학대를 하고 있다는 사실을 우리 어른들은 깊이 인식할 필요가 있다. 많은 학술적 데이터를 기초로 한 이 해설서를 읽게 된 기회를 통해 이러한 문제들을 생각해 볼 수 있었으면 한다. 이 책은 '아이들이 따뜻한 마음을 기르기 위해 무엇이 중요한 것인지 모두 생각하며 행동하기를' 호소하고 있는 듯 하다.

2006년 5월
구마모토대학교 대학원 의학약학연구부 소아발달학분야 교수
(현 효고현립재활중앙병원 아동 수면과 발달 의료센터 센터장)
미이케 테루히사

신판 <치유되지 않는 상처>
발간에 즈음하여

　이 책은 아동학대에 관한 지금까지 우리가 해 왔던 생물의학적 연구의 성과와 많은 연구자들이 보고 한 내용들을 도모다 교수가 통합적으로 총설한 것입니다. 물론 도모다 교수 자신이 관계해 온 컴퓨터 과학을 이용한 학대경험자들의 뇌 영상 해석에 관한 다양한 연구 성과도 이 책 안에 포함되어 있습니다.

　도모다 교수는 2003년부터 약 3년간에 걸쳐 우리들의 발달생물학적 정신과학연구 프로그램에 함께 하였습니다. 귀국 후에도 미일과학기술협력사업 '뇌 연구'분야 공동연구팀의 일본 측 대표자로서 우리와 함께 열정적으로 공동연구를 계속해 왔습니다. 그리고 폭언 학대가 뇌에 미치는 영향, 엄격한 체벌이 뇌에 미치는 영향, 그리고 부모간의 가정 내 폭력을 아이들에게 보이는 행위가 아이들의 뇌에 미치는 영향 등 대단히 흥미로운 성과를 전 세계에 발신해 온 것은 여러분들도 이미 잘 알고 계실 것입니다.

　현재 미국뿐만이 아니라 일본에서도 계속 증가하고 있는 아동학대나 가정 폭력을 예방하기 위해서는 학대 그 자체를 막는 것 및 학대의 대물림을 끊기 위한 다양한 아동학대방지 프로그램이나 가정폭력방지교육을 실시해 갈 필요가 있습니다. 그리고 학대를 근본적으로 예방하기 위해서는 사회 구조를 바꾸어야 한다고 봅니다. 그러한 의미에서 과학은 사회 구조의 변혁에 기여할 수 있는 분야일 것입니다. 여러분이 이 책을 통해 아동학대피해자의 뇌에 일어날 수 있는 생물학적 사실을 이해하고, 아동학대발생방지에 대해 더 한층 의식을 고양시킬 수 있기를 기대합니다.

　도모다 교수는 소아신경과의에서 시작하여 아동정신의학으로 나아갔고, 그 중에서도 소아기 및 사춘기의 외상 후 스트레스 장애(PTSD)영역에 대해 각별한 흥미를 가지고 있습니다. 도모다 교수가 제 연구실에 온지 3년 째 되었을 때, 이 책 <치유되지 않는 상처>를 집필하고 아동학대의 뇌 영상 분석에 대해 일본의 독자들에게 널리 소개하고 싶다는 뜻을 제게 밝혔습니다. 제 연구실에서 이루어진, 어린 시절에 성학대를 당한 경험이 있는 여대생 피험자나 폭언 학대를 당한 경험이 있는 피험자들의 뇌 MRI를 사용한 일련의 뇌 영상 분석(VBM, 프리서퍼)의 연구 성과는 모두 도모다 교수의 공헌이 있었기에 나올 수 있었습니다. 개인적인 경험에 의하면 책을 집필하는 것이 얼마나 힘들며 시간이 걸리는 일인지 잘 알고 있습니다. 어떤 것을 이루어낸다는 것은 정말로 위대한 일이라 생각합니다. 그 성취감을 바탕으로 도모다 교수가 더욱 더 임상 연구에 매진해 갈 수 있기를 기대해 봅니다. 또한 앞으로도 도모다 교수와의 공동 연구를 즐겁게 해나갔으면 합니다.

2011년 12월 Boston, MA USA에서
하버드대학 의학부 정신과학교실 준교수
메사츄세츠주 맥클레인병원 발달생물학적 정신과학연구 프로그램 주임
Martin H Teicher

2011년 3월11일에 발생한 동일본대지진으로 인해 아이들이 받은 트라우마의 심각성은 감히 헤아릴 수가 없다. 트라우마가 아이들의 뇌에 미치는 영향이나 재해를 당한 임산부들의 트라우마가 태아에게 미치는 후생적(後生的)[1] 문제 등, 아이들이 건강하게 자라는 것을 지켜보아야 할 입장의 우리들에게 시급한 과제가 닥쳐온 것이다.

한편 지진과 마찬가지로 아이들에게 있어서 큰 트라우마가 되는 아동학대는 연간 55,000건 이상이나 발생하고 있으며 멈출 기세를 보이지 않는다. 학대에 따른 신체 발달 지체는 조기에 개선될 수 있지만, 정신적인 면에서의 증상은 세월이 흐른 후에 나타나는 일도 많기 때문에 그 영향은 매우 심각한 실정이다. 생명의 위험까지 가지 않는 경우라도 피학대아는 외상 후 스트레스 장애(PTSD)를 비롯한 심각한 정신 증상을 앓는 일이 많고, 또한 그것은 충동적인 아이나 약물의존의 증가와 같은 사회문제와도 관련된다.

이러한 재해나 학대 등의 트라우마는 일회적인가 만성적인가 하는 차이는 있을지언정 트라우마로서 아이들에게 심각한 영향을 미쳐 발달을 저해하도록 작용하기도 한다. 그리고 그것은 종래의 '발달장애'의 기준과 유사한 증상을 보이는 경우가 있다. 이와 같은 아이들이 가지는 장애를 **트라우마 관련 발달장애**라 명명해도 문제는 없을 것이다. 그러나 아동학대에 관한 연구에 트라우마라는 시점이 더해진 것은 고작 20년 전부터라서 학문적 역사는 아직 길지 않다.

아동학대라는 개념을 처음에 제시한 것은 Kempe(1962)이다. 그가 '피학대아증후군(Batterd Child Syndrome)'이라는 말을 제창한 것과 같이, 가장 먼저 관심을 기울인 것은 신체적 학대였다. 신체적 학대는 그 흔적이 바깥으로 드러나서 알아볼 수 있고, 경우에 따라서는 생명의 위협을 초래하는 일도 있기 때문이다. 한편 Child Maltreatment는 **부적절한 양육**이라 번역한다. 요즘은 양육자에게 가해 의도가 있었는가 여부와는 무관하게 고의적인 혹은 고의성이 없는 '부적절한 양육' 때문에 18세 미만의 소아에게 급성 혹은 만성의 신체적·정신심리적 증상이 나타나 있는 경우, 또는 건강한 신체적 성장이나 정신적 발달을 막았다고 판단되는 경우, 이것을 'Maltreatment증후군'이라 부르게 되었다. **'부적절한 양육'** 이란 아이의 건전한 신체적 성장·정신적 발달을 저해할 가능성이 있는 양육으로, '아이의 권리조약(WHO, 1994)'에서 정해놓은 **아이의 권리를 침해하고 있다고 판단되는 양육**이기도 하다. 지금까지 유럽이나 미국에서는 높은 빈도로 아동학대 보고가 있어 왔으나, 그에 비하면 일본에서는 비교적 적은 것으로 알려져 있다. 그러나 출생률의 저하로 아동 인구가 줄어들고 있음에도 불구하고, 아동학대는 일본 내에서도 해마다 증가하고 있다. 학대라는 말에는 매우 잔혹한 울림의 이미지가 있다. 학대에는 때리고 발로 차는 것과 같은 신체적 학대나 성학대뿐만 아니라 부적절한 양육환경이나 심리적 학대 등도 포함된다는 것을 잊어서는 안 된다.

필자가 소아과 의사로서 처음으로 아동학대의 증례를 대면하게 된 것은 모 시립병원에서 수련의 생활을

---

1. epigenetic

하던 1987년의 어느 날이었다. 한밤 중에 병원 응급센터에 앰뷸런스로 옮겨져 온 3살 된 남자 아이는 두부 타박에 의한 두개내출혈 진단을 받았다. 이 가여운 남자 아이의 몸에는 담뱃불로 지진 화상의 흔적들이 무수히 남아 있었다. 당시 진찰을 맡았던 의국장과 필자는 서로 말을 하지 않아도 그 환아가 아동학대 케이스라는 것을 순식간에 깨닫고 즉시 경찰에 통보했던 것을 지금도 선명히 기억하고 있다. 물론 당시 필자의 의식 속에 아동학대가 초래하는 비참한 한편의 드라마가 깊이 새겨졌던 것은 사실이다. 너무나 안타깝게도 그 남자아이의 목숨은 구할 수가 없었다. 그러나 설령 만에 하나 그 아이의 목숨을 구하게 되어 몸에 난 상처가 완전히 나았다 하더라도, 발달 과정의 '마음'에 입은 상처는 그리 쉽게 치유되지는 못했을 것이라는 것이 지금까지의 연구를 통해 분명해졌다.

그 후 필자가 2003년에 유학을 목적으로 미국으로 건너갔을 때 새삼 놀란 것은 아동학대가 일상적으로 발생하고 있다는 사실이었다. 지역 뉴스 등에서 비참한 아동학대 사건이 빈번히 보도되고 있었다. 미국의 아동복지국에는 매년 300만 건 이상의 학대나 방임(양육 방기나 태만)이 신고되고 있으며 그 중 100만 건 이상에는 명확한 학대의 증거가 있다. '아동학대'는 이제 일본 사회에서도 육아나 교육 현장, 매스컴에서, 또는 의료 현장에서 더욱 부각되고 있는 테마의 하나일 것이다. 그 사실이 '아동학대'라는 테마를 가능한 한 이해하기 쉽게 의학생리학적으로 소개하고 싶다는 강한 동기가 되어 이 책을 집필하게 된 것이다.

'21세기는 뇌과학의 시대이다' 라는 말이 나온 지 오래다. 그 한편으로 '사람의 "마음"이란 어떤 것일까?'라는 다소 철학적인 이 질문에 대해 오랜 옛날부터 많은 사람들이 고민을 해왔을 것임에 틀림이 없다. 쉽게 화를 내고 비행이나 폭력으로 기우는 현대 청소년들의 '마음'을 어떻게 과학적으로 규명할 것인가, 소아정신신경학의 관점에서 이 의문의 해명에 한 걸음이라도 다가가기 위해 연구를 해왔는데, 마침 3년 전에 미국으로 건너간 필자의 유학지는 미국 보스턴의 메사츄세츠주 맥클레인병원의 발달생물학적 접근을 중심으로 하는 정신과학교실이었다. 정확히는 메사츄세츠주 벨몬트시에 있는데 주로 신경 · 정신질환의 치료를 목적으로 하는 메사츄세츠주 General Hospital의 분원으로, 연구 면에서는 그 원인이나 치료개발을 목적으로 하고 있다. 어린 시절 비참한 학대를 당했던 경험이 있는 아이들의 뇌에 '어린 시절의 학대 에피소드가 어떠한 영향을 미쳐 가는지, 그 과정이나 경과를 규명하는 것'이 필자의 지도 교수이며 소아신경과의사에서 정신과의사로 전향하신 테이처(Teicher) 선생님으로부터 받은 과제였다. 처음 테이처 교수와 인터뷰를 위해 만났을 때 '어릴 때 심한 학대를 받으면 뇌의 일부가 제대로 발달하지 못하게 되어 버린다. 그렇게 뇌에 상처를 입은 아이들은 어른이 되어서도 정신적인 문제로 비참한 삶을 짊어지고 살아가게 된다.'는 이야기를 해 주셨는데 그 말은 필자에게 강한 충격으로 다가와 그 후의 연구생활에 있어서 큰 전기가 되었다. 그리고 이러한 사실을 아동학대가 급증하고 있는 일본사회에 제대로 전달할 필요가 있다고 통감하였다.

필자는 약 3년 남짓한 유학 생활을 마치고 2005년에 귀국하였으나 그 후로도 미일과학기술협력사업 '뇌연구'분야 공동연구팀의 일본측 대표로서 일본과 보스턴을 오가며 폭언 학대가 아이의 뇌에 미치는 영향, 엄격한 체벌이 아이의 뇌에 미치는 영향, 그리고 부모간의 가정 내 폭력이 아이의 뇌에 미치는 영향 등을 상세히 검토할 기회를 얻었다. 필자는 지금까지 수많은 강연이나 강의를 통해 '아동학대는 아이들의 심신 발달에 강한 영향을 미칠 뿐만 아니라 성인이 된 후의 범죄, 중독(약물의존), 정신장애와도 관련이 있으며, 끔찍한 학대의 대물림으로 이어져서 사회에 심각한 영향을 미친다'는 것을 끊임없이 호소해 왔다.

필자는 이 책을 통해 어린 시절에 학대라는 비참하고도 심각한 스트레스를 받음으로써 피학대아동이나 피학대 경험자의 뇌가 어떻게 상처 입게 되는지, 인간의 '마음'의 신기한 작용과 그 결과를 소개할 수 있기를 바란다. 그러나 이 책의 제목인 '치유되지 않는 상처'가 결코 '낫지 않는 상처'라고는 생각하지 않는다. 이 책에서도 언급한 애정차단증후군의 발육장애가 환아를 열악한 환경에서 벗어나게 함으로써 빠른 속도로 개선되는 것처럼 학대현장에서 아이들을 구해내는 것은 '치유되지 않는 상처'를 '치유되는 상처'로 바꾸어 갈 가능성이 있다. 그러므로 지금도 계속해서 학대 당하고 있을 죄 없는 순진한 아이들을 구해낼 수 있도록 조속한 개입이 실현되기를 진심으로 희망한다.

이번 신판에서는 엄격한 체벌, 폭언 학대, 그리고 부모간의 가정 내 폭력이 아이의 뇌에 미치는 영향에 관한 새로운 식견을 추가 기록하였다. 다양한 학대가 뇌에 미치는 심각한 영향들을 이해하기 쉽게 정리하려고 노력하였다.

이 책으로 이 분야의 최신의 지식을 얻어서 임상 혹은 트라우마 연구에 도움이 될 수 있다면 필자로서 더 이상의 기쁨은 없을 것이다. 이 책이 아동학대가 뇌에 미치는 영향에 관한 이해에 도움이 되고 다양한 개인적 체험을 계기로 지금도 정신증상으로 고통 받고 있는 분들이 문제를 해결해가는데 다소나마 기여를 할 수 있다면 더 이상 바랄 것이 없다.

마지막으로 이 책을 간행하는데 있어서 편집을 맡아 해주신 진단과 치료사 편집부 관계자 분들께 진심으로 감사의 말씀을 전합니다.

2011년 12월 후쿠이에서

도모다 아케미 드림

신판 <치유되지 않는 상처>
·····역자 서문·····

이 책을 접하게 된 건 2013년 일본 국립히젠정신의료센터에 근무하던 때였다.

매주 금요일 아침 8시부터 시작되는 독서회에서, 아동 정신과의를 지망하던 코다마 쇼오코 선생이 이 책을 소개한 날을 지금도 잊을 수가 없다. 책 소개가 끝난 뒤 토론 시간에 참석한 의사들은 서로 한마디도 주고받지 못한 채 모두 굳은 표정으로 조용히 해산했다. 그 날 이후 이 책을 한국어로 번역해야겠다는 결심을 했다.

유사 이래 인류는 문명의 진보를 이루어내면서 이제는 개인이 우주여행을 꿈꾸는 시대를 맞이했다. 그러나 정작 우리들 자신이 어떤 존재인지 특히 우리가 이 세상에 태어나서 신체적, 정신적으로 성인이 될 때까지 어떻게 대해져야하는지 또 어떻게 대해져서는 안 되는지 관해서는 여전히 답보상태에 있다.

이 책은 단순히 아동학대와 정신질환과의 관계나 아동학대가 불러일으키는 뇌의 형태학적 변화라는 연구를 보고하는 서적만은 아니다. 이 책이 우리에게 전하는 메시지는 아동학대가 한 인간에게 미치는 정신적, 뇌 기질적인 영향이라는 가슴 아프고 슬픈 진실 앞에서 우리자신이 누구인지 알아가기를 호소하고 있다. 이것은 마치 암을 연구하는 과정에서 몸에 좋은 음식과 생활습관을 알게 된 것과 같이 아동학대가 남긴 상처들에 대한 연구를 통해서 우리는 양육과정에서 아이들에게 제공되어서는 안 될 것들을 알게 되었다.

나는 20년 이상을 일본에서 심리치료가로서 또 정신과의사로서 수많은 아동학대 피해자를 치료해 왔다. 내 클리닉의 초진 환자용 예진표에는 피아동학대력에 대한 항목이 있다. 실제로 클리닉을 찾는 성인 환자의 대다수가 지금도 학대받고 상처받았던 어린 시절의 기억을 안고 살아가고 있다.

또 아동학대의 상처는 대물림되어 학대받은 아이가 성인이 된 후 자신의 아이들을 학대하고 있었다. 나는 '아동학대의 악순환'이라는 고리를 끊으려고 몸부림치는 환자들에게 삶의 증인이 되고자 노력하고 있다. 더불어 아동학대가 개인의 문제를 넘어서 사회적 문제로써 인식되고 국가적 차원에서 올바른 접근이 이루어지도록 교육하는데 보탬이 되고자 한다. 이 책이 전문가 뿐 만이 아니라 아동과 관련된 자리에 있는 모든 분들에게 소개되어 읽혀지기를 바란다.

이 책이 번역 출판되기까지 도와주신 원광대 한의대 한방신경정신과 강형원 교수님, 한국 M&L 심리치료연구원 천병태 대표님, 고경숙 선생님, 고인성 선생님, 이상원 선생님 그리고 저자와의 교섭을 도와준 히젠정신의료센터 의국비서 카토 가즈미씨와 이 책이 출간되기까지 많은 노력을 기울여주신 군자출판사 장주연 사장님께 감사드립니다.

2016년 5월
고대 가야인들이 이름을 지었다는 이토시마시의
가야산이 보이는 클리닉 진찰실에서
유수양

아동학대의 실태

들어가며 '아동학대(Child abuse)'라는 말을 사전에서 찾아보면, '아이를 부당하게 대하는 것, 아이에 대한 가혹 행위가 포함되어 있다. 넓은 의미에서는 방임(neglect: 아이를 유기하는 행위, 의식주나 청결상태가 양호하지 못하여 건강을 해치게 만드는 방치[영양 부족, 극단적인 불결, 아이를 돌보는 것을 태만히 하거나 또는 거부함으로써 발생하는 것, 학교에 보내지 않는 것 등])이나 폭언 학대(verbal abuse: 아이에게 폭언을 일삼는 학대), 신체적 학대(physical abuse: 아이에게 육체적 폭력을 가하는 학대) 등이 포함된다. 또한 아동학대방지법에 따르면, 보호자 또는 보호자를 대신하는 대리양육자가 18세 미만의 아이들에게 가하는 신체적·성적 학대, 방임, 심리적 학대라 규정하고 있다. 최근 들어서는 이 모든 것을 포괄하는 개념으로서 '아이들에게 행해지는 어른들의 부적절한 대우(maltreatment)'라는 말을 사용하자는 제안도 나오고 있다(p. 146 참조). 뒤에서 기술하겠지만 어떤 종류의 학대라 하더라도 아이들의 심신에 영향을 미치게 된다. 그것은 어린 시절 학대 시점에서의 영향뿐만 아니라 성인이 된 후의 정신적, 인격적 장애나 반사회적 행동과도 관련되므로, 결과적으로도 사회에 커다란 부담을 안겨 주게 된다.

1. 아동학대의 분류

방임(neglect)

'학대'를 어떻게 정의할 것인가에 대해서는 여러 가지 의견이 있으나, 그 중에서도 방임과 정신적 학대는 성학대나 신체적 학대보다 훨씬 정의 내리기가 힘들다. '방임'이란 아이에게 있어서 가장 기본적인 것조차 살펴주지 않고 내버려 두는 것을 말하는데, 그것은 다시 신체적 방임, 정신적 방임, 의료적 방임 등으로 나눌 수 있다. 아이를 굶긴다든가 씻기지 않는 것, 아이가 성장하는데 있어서 신체적으로 필요한 것들을 제공해 주지 않는 것은 신체적 방임에 해당하며, 아이가 울고 있는데도 계속 무시하고 내버려두는 것처럼 정신적으로 필요한 도움을 방기하는 것은 정신적 방임, 또한 아이에게 반드시 필요한 예방접종을 하지 않거나 병에 걸렸는데도 병원에 데려가지 않는 행위 등은 의료적 방임에 해당한다. 그러나 부모가 아이를 돌보는 방식은 가정 상황, 종교, 지역에 따라 달라질 수 있기 때문에 방임의 기준을 명확히 정하는 것은 쉽지 않은 일이다. 가령, 아이를 홀로 키우는 여성이 그 아이를 양육하기 위해 두 개의 직업을 가지고 살아가느라 정작 아이를 돌볼 시간이 거의 없는 상황을 방임으로 볼 것인가 아닌가 하는 문제만 하더라도 방임이다 혹은 아니다 라고 명확히 답을 하기에는 어려움이 있다.

신체적 학대(physical abuse)

신체적 학대란 때리거나 발로 차는 것, 또는 아이를 향해 물건을 집어 던지거나 무언가 도구를 이용하여 아이를 때리는 것, 화상을 입히는 것 등과 같이 신체에 해를 입히는 학대를 말한다. 체벌(corporeal punishment)이 신체적 학대에 포함되는가 하는 문제는 가해진 폭력의 정도 차이나 가해자 측의 동기의 차이 등이 논점이 되는데, 학대라고 단정하기도 또 아니라고 하기에도 애매한 부분이 많다. 체벌은 훈육의 의도를 가지고 이루어지는 경우가 많은데 신체적 학대에서는 그러한 동기를 찾아볼 수 없는 경우도 있다. 또한 체벌 정도가 지나쳐서 아이가 다치거나 병원으로 이송되는 사태로 발전하거나 하면 훈육의 의도가 신체적 학대로 간주되는 일도 있을 수 있다. 뿐만 아니라 훈육의 의도가 전혀 없이 단지 폭력을 휘두르고 있을 뿐인데 부모가 '자식을 가르치려고 체벌을 하고 있다'고 주장하는 경우도 있다. 겉으로 상처가 드러나지 않는 성적인 학대나 정신적 학대에 비해서 신체적 학대는 아이 쪽에서 도와달라는 명확한 호소가 없더라도 의심스러운 멍이나 화상 자국, 골절 등의 상황 증거로 주변 사람들에 의해 발견되기도 한다.

성학대(sexual abuse)

성학대(sexual abuse)는 성적 학대의 피해, 또는 그 피해자를 뜻한다. 성학대의 범위는 매우 넓어서 성행위를 강요하는 것에서부터 성기나 음란영상물 등을 보여주는 것까지도 포함한다. 따라서 성학대가 아이, 또는 어른이 된 이후의 마음에 나타나는 피해의 폭도 필연적으로 넓어지게 된다. 또한 피학대 아동의 나이, 성별, 가해자와의 관계, 학대 기간이나 횟수, 그리고 아이의 가정 환경 등도 이후의 정신 건강, 정신 장애 발생과 관련된다고 본다[1]. 성학대는 육체적 고통과 상처 외에 아이의 정신적 발달에 씻을 수 없는 상처를 남기게 되므로 피해자들 중 상당수는 평생 그 상처의 고통을 짊어지고서 살아가게 된다. 많은 피해자들이 정신적 불안정으로 정신병을 앓게 되거나 성적 불능자가 되기도 한다. 또한 피학대자 본인이 성인이 된 후 학대가해자로 변해 버리는 경우도 있다. 범죄자들 중에는 어렸을 때 성학대를 받았다는 사례가 다수 보고되고 있다. 한편 성학대 경험자는 성적으로 조숙하

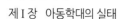

여 일상적 범주를 벗어난 문제 행동을 일으키기가 쉬운 것으로 알려져 있다[2].

여아 피해자가 많은 성학대

성학대의 빈도는 여자 아이들의 경우가 남자 아이들보다 2~3배 많은 것으로 파악되고 있다. 그러나 성학대의 피해자는 학대 사실을 밝혔을 때의 상대방의 반응이나 세상 사람들의 이목이 두려워 학대 자체를 드러내기 꺼려하는 경우가 많기 때문에 정확한 숫자를 파악하기 힘든 것이 사실이다. 또한 성병이나 임신, 성기의 외상 등이 없는 한 겉으로 드러나는 상흔이 적기 때문에 신체적 학대에 비해 가까운 주변 사람들조차 알아차리지 못하는 경우가 많다. 성학대를 당한 아이는 의지할 수 있는 어른이 없거나 또는 가해자가 학대사실을 발설하지 못하도록 가한 위협이 두려워서 아무에게도 그 사실을 밝히지 못하고 있는 경우도 적지 않다. 한편 지금까지는 주로 여자 아이들이 성학대를 당하는 경우가 일반적으로 세간의 주목을 받아 왔기 때문에 남자 아이들의 성학대는 간과되고 있었으나 최근 들어서는 남자 아이들도 성인 남성이나 여성에게 학대를 당하고 있다는 사실이 드러나기 시작했다.

빈도가 높은 서구권의 성학대

서양에서는 특히 성학대 비율이 높은 경향이 있다. 일반 가정에서의 피해 아동의 대부분이 여자 아이들이었다는 이유로 성학대 피해를 입은 남자 아이들의 존재는 간과되기 쉬웠다. 특히 서구 기독교 사회 속에서 교회나 사원 등의 종교 시설에서 성직자를 중심으로 행해져 왔던 성학대로 많은 남자아이들이 희생되고 있다. 미국 카톨릭 교회를 뒤흔든 사제들에 의한 아동 성학대를 둘러싼 스캔들 때문에, 2005년 봄에 작고한 교황 요한 바오로 2세가 보스턴 대주교의 사임을 인정한 사건은 많은 이들의 기억에 남을 것이다. 슬픈 일이지만 이렇게 아동을 대상으로 한 성학대는 많은 종교단체들의 내부에서 심각한 문제가 되고 있으며, 특히 로마 카톨릭교회, 기독교성공회 등에서는 지금도 적지 않은 내부고발이 이어지고 있다.

정신적 학대(언어 폭력이나 부모간에 이루어지는 가정폭력에 노출되는 것)

정신적 학대는 아이에게 '바보!', '못난이!' 등과 같은 험한 말을 반복하여 상처를 주거나 위협 혹은 욕설을 가하는 것, 또는 아이를 소홀히 대하거나 차별, 무시함으로써 심리적 외상을 입히고 마음에 상처를 주는 행위이다. 일반적으로는 아이들의 불안, 두려움에 떠는 것, 우울 상태, 얼어붙어버린 듯한 무감동이나 무반응, 강한 공격성, 이상 습관이나 버릇 등 일상생활에 지장을 초래하는 정신 상태가 나타나 있는 것을 말한다. 아이들에게 말로 가하는 학대가 중심이 되기 때문에 폭언 학대(verbal abuse)라고도 한다. 일본은 2004년에 아동학대방지법 및 아동복지법이 개정되면서 **부모 사이의(부부 사이에 배우자에 대한) 가정 폭력(domestic violence)을 아이들에게 보이는 행위**도 가정 폭력으로 보게 됨으로써, 아이들이 받게 되는 심리적 영향을 고려하여 그것 또한 정신적 학대에 해당한다고 정의하고 있다.

2. 미국의 아동학대 실정

미국의 아동학대 실정

미국에서는 학대로 인해 피해를 입거나 사망하는 아이들의 숫자가 매년 증가하고 있다. 아동학대를 담당하고 있는 아동학대보호관찰국에는 매년 약 330만 건, 즉 매 10초마다 한 건의 학대 사례가 보고 되고 있다. 그러나 사실상 보고되지 않는 사례도 적지 않다. 아동돌연사증후군(SIDS) 같은 경우는 다양한 원인에 의해 발생할 수 있는데, 부모의 방임으로 인해 일어날 수도 있는데도 자세한 조사를 하지 않은 채 단순한 사고사로 처리되고 있는 사례도 적지 않다. 2009년에 학대로 인한 아동 사망자 수는 1,400명인 것으로 알려져 있으나, 만약 자세한 실태 조사가 이루어진다면 실제 학대건수는 그 세 배 가까이 될 것으로 추정하고 있다.

영유아가 압도적으로 많은 아동학대 희생자

2009년의 통계에 따르면 미국 내에서 발생한 아동학대 중 약 20.6%가 한 살 이하의 어린 아이를 대상으로 이루어졌으며, 네 살 이하의 아동을 포함하면 전체 아동학대의 80%가 영유아들을 대상으로 이루어지고 있다는 것을 알 수 있다.

아동학대방지를 위한 미국의 대응

미국에서는 성학대를 포함한 아동학대가 지금도 심각한 문제가 되고 있기 때문에 아동학대를 목격하거나 그에 관한 정보를 아는 사람은 경찰이나 아동보호국에 즉시 신고하도록 하는 것을 대부분의 주가 의무화하고 있으므로 아동학대 사례를 목격하고도 신고하지 않는 것 자체가 범죄가 될 수 있다. 실제로 미국의 의사들은 유아의 행동이나 신체 소견에 조금이라도 학대의 징후가 발견되면 즉시 경찰에 신고한다. 아동을 대상으로 한 성범죄자에 대해서는 징역형이 부과되며 출옥 후에도 그 행동을 엄격히 감시하는 체제가 마련되어 있다. 이러한 엄격한 처치가 필요한 이유는 대부분의 경우 이러한 범죄는 습관적으로 반복되며 그대로 방치를 해둘수록 피해가 확산되어 간다는 현실 때문이다.

3. 일본의 아동학대 실태

　미국뿐만이 아니라 일본에서도 아동학대 실태가 최근 수 년간 표면화되면서 상담 건수가 매년 늘어가고 있는 실정이다. 2000년에 '아동학대 방지 등에 관한 법률'이 제정되고 10여 년이 지났으나 지금도 비참한 아동학대 사건에 관한 보도는 끊이지 않고 있다. 일본 전국에 182곳의 아동학대 상담소가 설치되어 있는데 후생노동성의 조사에 따르면 2010년 아동학대에 관한 상담 대응 건수는 55,152건으로 전년도의 44,211건에 비해 28.1%나 증가하였다(**표 1, 그림 1**). 이 수치는 미야기현, 후쿠시마현, 센다이시를 제외한 상태에서 집계된 수치이므로 실제로는 더 많을 가능성이 있다.

　2004년 1월까지 아동상담소에서 이루어진 상담처리건수는 월 평균 2,000건 내외였다. 오사카의 기시와다시에 사는 어느 중학교 3학년 학생이 아버지와 계모로부터 1년 반에 걸쳐서 폭행, 단식 등의 학대를 받아 쇠약사 직전에 그 아버지와 계모가 살인미수 용의로 체

표 1. 후생노동성의 보고에 따른 연도별 아동학대 상담 대응 건수의 추이

연도	2002년	2003년	2004년	2005년	2006년	2007년	2008년	2009년	2010년
건수	23,738	26,569	33,408	34,472	37,323	40,639	42,664	44,211	[1]55,152
전년대비	102.0%	111.9%	125.7%	103.2%	108.3%	108.9%	105.0%	103.0%	[2]128.1%

후생노동성의 보고에 따른 아동상담소의 아동학대상담대응건수, 2011년부터 일부 개정
주1) 2010년도 건수는 미야기현, 후쿠시마현, 센다이를 제외한 집계
　2) 2010년도 전년대비는 2009년도의 건수에서 미야기현, 후쿠시마현, 센다이시를 제외한 수치와 비교

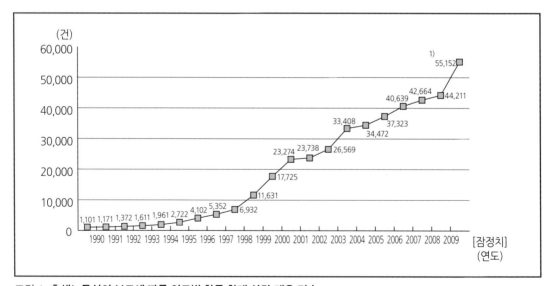

그림 1. 후생노동성의 보고에 따른 연도별 학동 학대 상담 대응 건수

<2011년 후생노동성의 보고에 따른 아동학대상담대응 건수>에서 인용
주1) 2010년도 건수는 미야기현, 후쿠시마현, 센다이시를 제외한 집계

포된 사건이 있었다. 그 사건 이후로 상담 건수는 월 3,000건대로 급증하였고, 그 후 전국의 아동상담소에서 이루어지는 아동학대에 관한 상담대응건수도 계속 증가하고 있는 추세이다. 2007년에는 아동학대방지법 제정 직전의 약 3.5배에 달하는 40,639건에 이르는 등 여전히 사회적으로 시급히 대처해야 할 중요한 과제가 되고 있음에도 불구하고 지금 이 순간에도 계속 증가하고 있는 것이 현실이다.

이러한 배경에는 2004년 10월, 아동학대법 개정(**그림 2**)에 따라 대상이 피학대아동뿐만 아니라 학대 받았다고 추측되는 아동이나 학대피해가 인정되는 아동으로까지 확대된 것이 상담건수 증가 요인 중 하나로 작용하고 있다.

한국의 아동학대 현황

한국에서도 아동학대 문제는 점차 이슈화되고 있는데, 경찰청 조사자료에 따르면 2010년부터 5년간 아동학대 신고건수는 61,130건이며, 2010년 9,199건에서 2014년 17,766건으로 5년 간 약 2배 가까이 증가하였고, 실제 아동학대 판정 건수는 34,593건으로 집계되었다. 학대로 목숨을 잃은 아동의 숫자도 매년 증가해 2010년 3명에서 2014년 20명으로 5년간 모두 68명의 아이들이 희생되었다. 아동학대의 가해자는 친부가 15,809명으로 가장 많았고, 친모가 11,273명이었으며 친부모가 가해자인 사례는 전체의 82%였다.

[아동학대의 정의] 개정 〈아동학대방지 등에 관한 법률〉

제2조: 이 법률에서 '아동학대'라는 것은 보호자(친권을 행사하는 자, 미성년의 후견인, 그 이외의 사람으로서 아동을 현재 감독, 보호하는 자를 말한다. 이하 동일)가 그가 감호하는 아동(18세 미만인 자를 말한다. 이하 동일)에 대해 행하는 다음과 같은 행위를 말한다.

1. 아동의 신체에 외상이 생기거나 또는 생길 우려가 있는 폭행을 가하는 것. `신체적 학대`
2. 아동에게 외설적인 행위를 하는 것 또는 아동에게 외설적 행위를 시키는 것. `성 학대`
3. 제대로 먹이지 않아 아동의 심신이 정상적으로 발달하지 못한 상태, 또는 장기간의 방치, 보호자 이외의 동거인에 의한 앞의 1,2호 또는 다음 호에 제시하는 행위와 같은 행위의 방치, 그 밖의 보호자로서의 감독과 보호를 현저히 게을리 하는 것. `방임`
4. 아동에 대한 심한 폭언 또는 거절적 대응, 아동이 함께 사는 가정에서 이루어지는 배우자의 폭력(배우자-혼인 신고는 하지 않았으나 사실상의 혼인관계와 동일한 상황인 자를 포함- 가 신체에 가하는 불법적인 공격으로 생명 또는 신체에 위해를 가하는 것 및 이에 준하는 신체에 유해한 영향을 미치는 말과 행동을 말한다), 또는 그 외에 아동에게 두드러지게 심리적 외상을 입히는 말이나 행동을 하는 것. `심리적 학대`

그림 2. **아동학대의 정의** 개정 〈아동학대방지 등에 관한 법률〉 인용

아동학대 방지를 위한 한국의 대응

울주 아동학대 사망사건, 소금밥 사망사건 등을 계기로 아동학대 방지에 대한 국민적 관심이 높아졌으며, 2014년 9월 29일 '아동학대범죄의 처벌 등에 관한 특례법'이 시행된 이래 점점 아동학대범죄의 처벌 및 피해아동 보호절차를 대폭 강화되고 있고, 아동학대 예방 및 피해자 지원에 대한 '아동복지법 일부개정안'도 2014년 12월 31일 의결된 상태이다. 그동안 한국에서 아동학대가 '가정 내 훈육'으로 치부되던 것을 '중대한 범죄'로 인식하여 국가가 적극적으로 개입하려는 움직임으로 평가된다.

학대의 연쇄

세대에서 세대로 대물림 되는 학대

학대는 대물림 되는 것인가? 그 답은 유감스럽게도 그렇다고 할 수밖에 없다. 학대를 행하는 부모의 대다수가 본인 스스로도 학대를 받은 경험이 있는 것으로 알려져 있다. 영국의 올리버(Oliver)는 1993년에 영국과 미국에서 편집된 60개 이상의 연구보고서를 바탕으로 다른 세대간의 아동학대(이른바 세대 간 연쇄) 발생률을 예측하였다[3]. 그 보고에서는 어렸을 때 학대를 당한 피해자가 부모가 되면 아이에게 학대를 가하는 경향이 있다는 것을 지적하고 있다. 자신의 아이를 학대하는 비율은 1/3로 평소에는 문제가 없다가도 정신적 스트레스가 심해지면 자신의 어린 시절과 마찬가지로 자식에게 학대를 저지를 수 있는 사람이 1/3 정도 된다고 추측되고 있는 것이다. 학대가 '연쇄'적으로 이루어진다는 사실은 틀림이 없다. 즉, 사회적 환경 요인의 정비뿐만 아니라 조기 개입이 이루어지지 않으면 아동학대의 희생자가 다음 세대에까지 대물림 됨으로써 세대간의 끔찍한 연쇄를 낳게 되는 것이다. 일본에서도 학대자 본인이 학대 받은 경험과 자기 아이의 학대와의 관련성이 인정되는 세대 간 연쇄가 이루어지고 있다는 보고가 있다[4].

동물실험에서도 증명된 '학대의 연쇄'

쥐를 이용한 연구에서도 학대의 연쇄성을 찾아볼 수 있다. 보살핌 속에서 잘 자란 쥐와 제대로 보살핌을 받지 못한 쥐를 이용한 실험에서는 어미 쥐의 보살핌을 제대로 받지 못한 쥐는 스트레스 취약성이 발생하여 자기 새끼를 보살피지 않는 양상을 볼 수 있었다. 그러나 새끼를 제대로 돌보지 않는 부모쥐에게서 태어난 쥐도 원래 부모 쥐에게서 떼어내 새끼를 잘 보살펴주는 양부모 쥐의 보호 아래서 자라게 하면 스트레스 취약성이 생기지 않았다. 이런 점으로 보아 이것은 비유전적 요인에 의한 것, 다시 말해 인간에게 있어서의 '학대의 연쇄'와 일치하는 것으로 볼 수 있다[5].

학대는 인간사회에서만 발생하는 현상일까?

그러면 부모가 아이를 학대하는 것은 인간사회에서만 볼 수 있는 현상인가? 실은 최근 들어 시카고대학 영장류학자인 Maestripieri의 보고에 따르면, 붉은털 원숭이의 새끼 암컷 도 어미원숭이로부터 학대(얻어맞거나 발로 차이고 물리는 것 등)를 받으면 결국 성장하여 새끼를 낳은 후 그 새끼에게 학대를 가하게 되는 것으로 보아 영장류에서도 세대를 넘어서 영속적으로 가정 내 폭력이 이어져 반복되고 있음을 알 수 있었다[6~8]. 여기에서 흥미로운 것은 학대를 행하는 어미 원숭이에게서 태어난 암컷 새끼를 빠른 시기에 그 학대 어미로부터 떼어놓아 학대를 하지 않는 대리모원숭이에게 키우게 했더니 모두 새끼를 열심히 키우는 어미 원숭이로 성장했다는 점이다. 물론 영장류와 사람을 완전히 동일하게 취급하는 것은 무리가 있으나 적어도 아동학대에 관한 인간사회 이외의 동물 모델로 보아도 지장은 없을 것이다.

문헌

1) Putnam FW, Trickett PK. Child sexual abuse: a model of chronic trauma. Psychiatry 1993;56(1):82-95

2) Herrenkohl EC, Herrenkohl RC, Egolf BP, et al. The relationship between early maltreatment and teenage parenthood. J Adolesc 1998;21(3):291-303.

3) Oliver JE. Intergenerational transmission of child abuse: rates, research, and clinical implications. Am J Psychiatry 1993;150(9):1315-1324.

4) 安治陽子.被虐待児童の保護者への指導法の 開発に関する研究.平成14年度厚生労働科学研究子ども家庭総合研究推進事業研究実績報告書.恩賜財団母子愛育: 204-220,2003.

5) Francis DD, Champagne FA, Liu D, et al. Maternal care, gene expression, and the development of individual differences in stress reactivity. Ann N Y Acad Sci 1999;896:66-84.

6) Maestripieri D, Lindell SG, Ayala A, et al. Neurobiological characteristics of rhesus macaque abusive mothers and their relation to social and maternal behavior. Neurosci Biobehav Rev 2005;29(1):51-57.

7) Maestripieri D, Early experience affects the intergenerational transmission of infant abuse in rhesus monkeys. Proc Natl Acad Sci U S A 2005;102(27):9726-9729.

8) Maestripieri D, Effects of early experience on female behavioural and reproductive development in rhesus macaques. Proc Biol Sci 2005;272(1569):1243-1248.

1. 아민산화물과 '학대의 연쇄'와의 관련성

❀ 아민산화물과 문제행동과의 관련

1990년대에 아민산화물(모노아민산화효소A; MAOA)의 분비량이 적으면 당돌한 행동, 폭력, 과도하게 활동적인 상태 hyperactivity, 주의력 산만, 모험을 추구하는 경향, 위험에 대한 마비, 마약 사용을 많이 볼 수 있다는 것이 보고되었다[1~3]. 아민산화물의 분비량이 적은 사람은 폭력범죄나 절도, 강도 등 금전에 관련된 범죄를 저지르는 비율이 높으며 또한 범죄를 반복하는 경향이 있다고 한다. 또한 여성은 남성에 비해 범죄를 저지르는 비율이 낮은데 그 이유는 아민산화물의 정도에 의한 것이라는 가설도 있다. 그러나 아민산화물의 분비량이 낮은 사람들 모두가 사회적 문제행동을 일으키는 것은 아닌 듯하다.

❀ MAOA의 활성도와 학대양육경험과의 관련

2002년에 카스피(Caspi) 등은 생후부터 성인이 되기까지 남자 아이들을 대상으로 하여 흥미로운 코호트(cohort) 연구를 실시하였는데 피학대 아동 중에서도 MAOA의 분비량이 많은, 즉 MAOA 활성도가 높은 사람은 성인이 된 후 사회적 문제행동을 잘 일으키지 않는다는 보고를 내놓았다[4]. 이 결과는 '학대를 받고 자랐어도 모든 피학대자가 반드시 자신이 받은 것과 비슷한 학대를 반복하지는 않는 것은 어째서인가?' 하는 의문에 대해 간접적으로 설명해주는 하나의 증거로서 주목된다. 이를 통해 우리는 유전자형에 따라서는 주위로부터 받는 강한 스트레스에 대한 감수성이 달라질 수 있다고 말할 수 있을 것이다. 그러나 유전자에 의해 인간의 모든 행동이 결정지어지는 것은 아니다. 환경(특히 식생활, 생활방식 등)에 의해 유전자의 발현, 즉 on, off를 바꿀 수 있다고 본다.

문헌

1) Brunner HG, Nelen M, Breakefield XO, et al. Abnormal behavior associated with a point mutation in the structural gene for monoamine oxidase A, Science 1993;262(5133):578-580.

2) Vanyukov MM, Moss HB, Yu LM, et al. A dinucleotide repeat polymorphism at the gene for monoamine oxidase A and measures of aggressiveness. Psychiatry Res 1995;59(1-2):35-41.

3) Brunner HG. MAOA deficiency and abnormal behavior: perspectives on an association. Ciba Found Symp 1996;194:155-164:discussion1 64-157.

4) Caspi A, McClay J, Moffitt TE, et al. Role of genotype in the cycle of violence in maltreated children. Science 2002;297(5582):851-854.

학대로 인해 발생하는 정신적 문제
- 생체·심리·사회에 미치는 영향 -

1. 전 생애에 걸쳐 나타나는 '학대의 영향'

어린 시절 받은 학대의 영향은 소아기는 물론 사춘기, 청소년기, 장년기 등 전생애에 걸쳐서 다양한 형태로 나타난다. 우울감에 빠지거나 사소한 일로 심한 불안을 느끼기도 하며 종종 자살을 생각하게 되는 경우도 있다. 또한 외상 후 스트레스 장애(PTSD)가 되는 일도 있다. 뿐만 아니라 자해행위나 자존감의 결여도 특징적으로 나타난다. 타인이나 세상에 대해 공격적, 충동적이 되어 반사회적 행동을 하기도 하고 잠시도 가만히 있지 못하는 다동증(多動症), 또는 약물이나 알코올 남용 현상을 보이기도 한다.

아동학대에 의해 발생하는 정신적 문제 - 사춘기 · 청년기

피학대 아동 · 학대경험자의 정신증상

피학대 아동이나 학대경험자의 정신 증상에 대해서는 이미 많은 보고가 이루어지고 있다. 그들의 분노, 무력감, 절망, 동경, 고통, 불안 등의 감정이 타인을 향할 때에는 범죄와 같은 폭력성으로 나타나고, 자기 자신을 향할 때에는 약물 중독, 알코올 중독, 매춘, 정신장애, 자살미수의 반복 등으로 나타나기도 한다. 또한 정신증상은 피학대 아동 본인뿐만 아니라 다음 세대로도 이어지기 때문에(제1장 학대의 연쇄) 학대 받은 경험이 있는 부모는 자기도 모르게 자기 아이를 학대하는 일이 있다고 한다[1]. 다른 사람이 보는 앞에서 아버지로부터 반복적으로 수치스러운 일을 당하거나 얻어맞은 경험이 있는 청년남성들에게는 범불안 장애가 나타날 확률이 높다는 보고도 있다[2].

지속적인 괴로운 체험에 의해 발생하는 다양한 증상

이토(ito ; 동경도 아동상담센터)의 보고에 따르면 사람은 괴로운 체험을 지속적으로 당하게 되면 공포·불안과 함께 가해자에 대한 분노나 무력감을 갖게 된다고 한다. 그것이 아이 자신의 내면을 향하게 되면 우울, 자해행위, 자살충동으로 나타나며, 반대로 타인이나 세상을 향하게 되면 충동적 공격성, 다동(안정의 결여), 비행 등으로 이어지는 경향이 있다. 또한 어린 아이는 매우 가까운 가족으로부터 상처를 받게 되면 기본적인 신뢰감 형성이 힘들어진다. 이것은 이후 대인관계를 맺는 능력을 획득해 가는 과정에 크게 영향을 미치게 되어 다양한 정신 증상이 나타나거나 인격장애로 이행되기 쉬운 것으로 보고 있다.

주로 PTSD 성인환자를 중심으로 행해져 온 생물학적 연구

아동학대에 관한 지금까지의 생물학적 연구는 주로 외상 후 스트레스 장애(PTSD)나 우울증을 가진 성인환자를 중심으로 행해져 왔으며, 어린 시절 피학대 경험이 분명히 있으나 아직 PTSD나 우울증이 발생하지 않은 아동에 대한 생물학적 연구는 세계적으로도 그다지 왕성하게 이루어지고 있지 않다[1]. **어린 시절 피학대 경험자가 추후 PTSD로 진단되는 경우는 1/3 정도라고 보고 있다**[3]. 특히 아이들의 경우 발달적 측면에 대한 영향도 고려되어야 하는데 그러한 연구는 아직 많지 않은 것이 현실이다.

어린 시절의 학대와 성인이 된 이후의 정신적 문제

아동학대가 세간의 주목을 받기 시작했을 즈음, 어린 시절에 당한 학대로 생긴 '마음'의 상처가 성인이 된 후 정신적으로 장애를 초래하는 것이 아닐까 하는 견해가 주목을 받기 시작했다. 즉 어린 시절에 신체적·성적, 또는 정신적 학대를 당하면 성인이 된 이후에도 정신적인 문제에 시달리게 되는 경우가 있다. 지금까지의 연구를 통해 학대와 정신적 문제 사이에는 밀접한 관련성이 있다는 것을 알게 된 것이다[4, 5].

학대 경험 후 수십 년이 지나도 이어지는 우울증

Roesler와 McKenzie(1994)는 성학대 경험자 188명을 대상으로 어렸을 때 경험한 성학대가 성인이 된 이후에도 정신적 문제의 증상을 심화시킨다는 가설을 바탕으로 설문조사를 실시하였다. 그 결과, 어린 시절의 성학대 경험이 차후 나타나는 우울증의 증상과 깊이 관련되어 있다는 것을 밝혀냈다[6]. 이것은 그리 놀라운 결과는 아닐 것이다. 이 조사의 대상이 된 학대피해자들의 평균연령은 41세로, 이들은 어린 시절 학대가 시작되고 나서 35년여 세월, 또는 학대가 끝나고 나서도 25년여의 세월이 지난 현재조차 정신적 문제에 시달리고 있었다. 어렸을 때 경험한 학대가 학대 당시뿐만 아니라 수 십 년이 경과한 이후의 삶에도 강하게 영향을 미친다는 것을 잘 보여주는 결과이다. 어른(학대자)들의 이기적 행동 때문에 아이(피학대아)들의 수 년, 혹은 수 십 년, 나아가 평생의 삶이 달라져 버릴 수도 있

표 1. 아동기 학대가 초래하는 다양한 정신 장애

기분 장애(mood disorder)	· 주요 우울 장애(major depressive disorder/major depression) · 기분부전장애(Dysthymic disorder)
불안 장애(anxiety disorder)	· 외상 후 스트레스 장애(posttraumatic stress disorder/PTSD) · 공황장애(panic disorder)
해리성 정체성 장애(dissociative identity disorder)	
경계성 인격장애(borderline personality disorder)	
섭식 장애(eating disorder)	· 거식증(anorexia nervosa) · 폭식증(bulimia nervosa)
약물의존/남용(substance dependence/abuse)	
반사회적 행동/ 무력감/ 절망감/ 자해행위 등	

는 것이다. 앞으로 이 사회를 짊어지고 갈 아이들을 기르는 부모 혹은 어른들이 이러한 사실을 제대로 이해해 주었으면 하는 바람이다.

아동학대 경험자들이 성인이 된 후 겪는 정신적인 문제들 중에는 다양한 정신장애가 있다(표 1). 주요우울장애나 기분부전장애를 포함하는 기분 장애, 외상 후 스트레스 장애나 공황장애를 포함하는 불안 장애, 해리성 정체성 장애나 경계성 인격장애 등을 들 수 있다. 이 밖에도 거식증이나 폭식증을 포함한 섭식 장애, 약물의존 및 남용을 비롯하여 반사회적 행동, 무력감, 절망감, 자해행위 등 나열하자면 끝이 없다.

학대가 정신질환에 이르게 되는 원인

학대라는 외상으로 인해 정신질환이 나타나게 되는 원인은 여러 가지 설이 있으나 최근에는 유전자, 신경전달물질, 뇌기능에 문제가 생기면서 정신질환을 일으킨다는 생체심리사회적 견해가 주목을 받고 있다. 또한 인지, 감정, 행동 기능에 어떠한 장애가 발생한다는 심리학적 견해나 가정, 지역, 환경 등의 사회적 환경 요인으로 정신질환에 이르게 된다는 견해도 있다. 그러나 어느 한 가지 원인 때문에 정신질환을 일으키게 되는 경우는 없으며 생리학적, 심리학적, 사회환경적 요인이 복잡하게 작용하여 정신질환을 일으킨다고 볼 수 있다.

> **경계성 인격장애(borderine personality disorder: BPD)**
>
> 경계례, borderline이라고도 한다. DSM-III에 의해 도입된 기존의 이른바 경계례를 계승한 형태로 정해진 인격장애 개념. 만성적 공허감, 과도한 이상과 과소평가의 양극단을 오가는 불안정하고 격렬한 대인관계 양상을 보인다. 자신이 버림받을 것이라는 불안, 충동적으로 자신을 상처 입히는 행위, 분노 제어를 하지 못하는 것 등을 특징으로 한다. 자아가 약하고 분열, 투영, 투영동일시, 부인 등 우울 이전의 원시적 방어기제를 사용하고 있다고 본다. ICD-10에서는 '정서불안정 인격장애경계형'이라고 칭하고 있다.

표 2. 정신질환 진단에 사용되는 다축진단체계(multi-axial assessment)

Axis I	임상적 장애를 진단하는 축. 기분 장애, 불안 장애 등이 포함된다.
Axis II	인격장애, 정신지체를 진단하는 축
Axis III	일반신체질환에서 정신질환에 영향을 미칠 우려가 있는 것, 혹은 정신질환의 이해, 치료 과정에서 알아두어야 하는 신체질환을 진단하는 축
Axis IV	정신사회학적, 환경학적 문제를 진단하는 축. 가정, 직업, 경제인 문제 등 정신질환에 어떤 식으로든 영향을 미치고 있다고 판단되는 문제가 포함된다.
Axis V	전체적인 정신기능의 평가(100 ~ 1까지의 점수로 평가)

출처: 정신진단의 분류와 진단 가이드 제4판(DSM-IV ; APA,2000)

정신 질환의 진단에 사용되는 다축진단체계

이 경향은 <정신질환의 분류와 진단 가이드(DSM-IV ; APA,2000)>에도 나타나 있다. 1994년에 출판된 제4판에서 DSM은 정신질환의 진단에 다축진단체계(Multi-axial assessment)를 도입하고 있다(표 2). Axis I 는 임상적 장애를 진단하는 축으로, 여기에는 기분 장애, 불안 장애 등이 포함된다. Axis II 는 인격장애, 정신지체를 진단하는 축이며, Axis III는 일반적인 신체질환에서 정신질환에 영향을 미칠 우려가 있는 것, 혹은 정신질환의 이해, 치료하는 과정에서 알아두어야 할 신체질환을 진단하는 축이다. Axis IV에서는 정신사회학적, 환경학적 문제를 진단한다. Axis V 는 전체적인 정신기능의 평가로, 100(여러 생활 분야에서 뛰어난 기능을 나타냄)에서 1(타인 혹은 자기자신을 심하게 상처 입히는 지속적인 두려움을 나타냄)까지의 점수로 평가된다.

2. 학대의 영향으로 나타나는 다양한 정신 증상

① 기분 장애

기분 장애란 일반적 범위를 벗어난 기분이나 감정을 주요 증상으로 하는 정신 질환의 한 분류이다. 대략적으로 우울증의 임상경과로서, 이른바 '울(鬱)'이라고 하는 우울증상을 대표적 증상으로 하는 주요우울장애(단일 에피소드)와 기분부전장애, 또한 '조증'으로 불리는 조증 삽화와 우울 증상, 이 두 가지를 대표적 증상으로 하는 양극성 기분 장애와 기분순환장애 이렇게 4가지 장애군으로 나누어진다(표 3). DSM-IV에 의하면 주요우울장애의 진단기준에는 주요우울삽화(표 4)가 1회 이상 있어야 할 것, 조현병(정신분열증) 등 다른 정신질환에 의한 것이 아닐 것, 또한 조증 삽화가 지금까지 한번도 일어난 적이 없어야 할 것 등이 있다. 기분부전장애는 주요우울장애와 비슷한데 그 정도가 비교적 가벼우며 기분의 저하나 지금까지 즐거웠던 활동에 대해 흥미를 잃어버리는 것 등이 주요 증상이다. 기

표 3. 기분 장애의 4가지 장애군

1	'우울증'이라 불리는 우울 증상을 대표적 증상으로 하는 주요우울장애
2	기분부전장애
3	'조증'이라 불리는 조증삽화와 우울 증상, 이 두 가지를 대표적 증상으로 하는 양극성장애
4	기분순환장애

분부전장애는 우울한 기분 등의 증상이 성인의 경우 적어도 2년, 아동이나 청년기는 최소 1년간 지속되어야 진단이 내려진다. '우울증'과 학대의 관계는 다음 단락인 ②우울증에서 상세히 소개하도록 하겠다.

② 우울증

우울증은 주요우울장애, 또는 기분 장애의 정신질환을 지칭하는 말이기도 하지만, 어둡고 우울한 기분이나 슬픈 마음 등, 기분이나 감정을 지칭하기도 한다. 누구나 고민이 있거나 하면 우울한 기분이 드는 일은 흔히 있는 일이며, 또한 우울증 증상이 다소 있더라도 DSM-IV에서 제시하고 있는 진단기준에 미치지 못하면 정신질환으로서의 진단은 내려지지 않는다. 성학대 피해 아동이나 학대경험자에게서는 이 우울증 삽화를 주로 하는 주요우울장애와 기분부전장애를 많이 볼 수 있다고 한다[7, 8].

일단 우울증이 발생하면 일정한 과정을 거쳐서 증상이 진행되어 간다. 특히 아이나 사춘기 청소년의 경우는 증례에 따라 개인 차가 크다.

● 우울증의 증상

우울증이라고 하더라도 그 안에는 여러 가지 증상이 있으며 그 증상 또한 여러 가지 형태로 나타난다. 앞에서 기술한 바와 같이 정해진 일정한 증상의 범위를 넘어서면 주요우울장애, 또는 기분부전장애로 진단된다. 우울증은 대략 기분이 중심이 되는 증상, 인지가 중심이 되는 증상, 그리고 신체증상이 중심이 되는 것으로 나뉜다. 우울증 환자의 기분은 슬픔이나 우울함 등에서부터 흥미나 즐거움·기쁨이 사라져 버리는 것 등 다양하게 나타난다. 우울증의 경우는 모든 일상에 흥미를 잃어 버리는 일이 많다. '매일 무의미하게 어둠 속에서 살아가는 것 같다', '지금까지 열렬한 축구팬이었는데 축구시합을 보고 싶은 마음도 생기질 않는다'와 같은 말들로 기분의 변화를 표현하기도 한다. 인지증상으로는 절망감, 무가치감, 무력감, 죄의식 등을 주로 보인다. 그것들은 '나는 세상에서 필요 없는 존재다', '나 같은 건 살아 있어봤자 쓸모가 없다' 와 같은 말로 표현하기도 한다. 신체증상이 전면으로 드러나는 반면 우울증은 비교적 수면이나 식욕, 체중에 그 영향이 나타나는 경우가 많다. 피곤한데 잠들지 못하거나 한밤중에 몇 번이고 잠을 깨기도 하고, 또는 식욕이 없어져

표 4. 주요 우울증 삽화

	아래의 증상 중 5가지(혹은 그 이상)가 2주 동안 나타났고 이전 기능의 변화를 보인다. 증상 중 적어도 하나는 (1) 우울한 기분 혹은 (2) 흥미나 즐거움의 상실이다. 주: 명백히 일반적 의학적 상태에 의하거나, 기분과 일치하지 않은 망상이나 환각에 의한 증상은 포함시키지 않는다.
A	(1) 주관적 호소(슬픈 느낌 혹은 공허감)나 타인에 의한 관찰(눈물을 글썽거림)에 의해 알 수 있는 거의 하루 내내 나타나는 우울한 기분　　　　　　주: 어린이나 청소년의 경우는 이자극적 기분일 수 있다. (2) 모든 것, 혹은 거의 모든 것에 대해 거의 하루 내내, 거의 매일 두드러지게 감소된 흥미 혹은 즐거움(주관적 설명이나 타인의 관찰에 의해 알 수 있는) (3) 식이조절을 하지 않으면서 나타나는 유의한 체중감소 혹은 체중증가(예: 한 달 동안 체중의 5% 이상의 변화)나, 거의 매일의 식욕감소 혹은 식욕증가 주: 어린이의 경우 예상되는 체중증가가 되지 않는 경우를 고려해야 한다. (4) 거의 매일의 불면 혹은 과수면 (5) 거의 매일의 정신운동의 흥분 혹은 지체(단순히 주관적 안절부절 기분 혹은 느려지는 느낌만이 아니라 타인에 의해 관찰될 수 있는) (6) 거의 매일의 피로감 혹은 무력감 (7) 거의 매일의 무가치한 느낌 혹은(망상적일 수 있는) 과도하거나 부적절한 죄책감(단순한 자책이나 아픈 것에 대한 죄책감이 아닌) (8) 거의 매일의 사고나 집중의 감퇴, 혹은 우유부단(주관적 설명이나 타인의 관찰에 의한) (9) 반복적인 죽음에 대한 생각(죽는 것에 대한 공포가 아닌), 구체적 계획이 없는 반복적인 자살사고 혹은 자살시도 혹은 자살실행에 대한 구체적 계획
B	증상이 혼재성 삽화에 대한 기준에 부합하지 않는다.
C	증상이 임상적으로 의미 있는 고통을 야기하거나, 사회적 직업적 혹은 기능의 중요영역에 손상을 일으킨다.
D	증상이 물질(예: 약물남용, 투약)과 일반적 의학적 상태(예: 갑상선기능저하증)에 의한 직접적인 생리적 효과로 인한 것이 아니다.
E	증상이 사별에 의해 잘 설명되지 않는다.

출처: 정신진단의 분류와 진단 가이드 제4판(DSM-Ⅳ ; APA,2000)

서 체중이 현저히 감소하는 경향이 나타나기도 한다. 그 외에 몸에 나타나는 증상으로서는 정신운동의 저하, 잦은 피로감, 집중 곤란 등이 있다.

● 아이 특유의 우울증 증상

　　아이는 우울증에 빠져도 성인들처럼 우울감이나 우울한 기분을 자각 또는 인식하지 못하므로 말로 표현하는 일이 어렵다고 한다[9]. 처음에는 신체증상(몸의 나른함, 식욕부진, 복통 등)이 먼저 나타나기 쉽다. 성인 우울증과 공통적으로 나타나는 증상도 있으나 아이들의 경우는 식욕의 변화, 고르지 못한 수면, 몸의 나른함을 호소하는 일이 많다. 또한 '집중력이 없어졌다', '기운이 없다', '식욕이 없다', '자다가 깬다', '너무 일찍 깬다', '머리가 아프다', '배가 아프다' 하는 증상들이 단편적으로 나타나기 때문에 소아형 만성피로증후군과 감별하기가 어려운 경우도 있다[10].

● **어린 시절의 성학대 경험과 우울증의 밀접한 관련성**

어린 시절에 경험한 성학대(학대빈도, 학대자의 연령, 학대기간, 근친상간 등)와 성인이 된 이후의 주요우울삽화의 발병률이 비례한다는 연구결과가 있다. 브리어(Briere)와 램지(Ramsey:1988)는 임상적으로 우울증 진단을 받지 않은 여대생을 대상으로 소아성학대와 어른이 된 이후의 '우울증과의 상관관계를 알아보기 위한 설문조사를 실시하여 성학대 경험자와 비경험자를 비교하였다[11]. 일반적으로 사회인을 대상으로 한 성학대와 우울증의 상관관계를 살펴보는 연구는 피험자의 주요우울장애의 진단기준을 사용하는 경우가 많다. 그러나 브리어(Briere) 등의 이 연구는 종래의 주요우울장애 진단기준을 사용하지 않고 몇 가지 체크리스트에 답을 하게 하여 주요우울증상을 평가하였다. 그 결과, 성학대 피해 경험자는 비경험자에 비해 현저히 주요우울장애 증상을 보이는 것을 알 수 있었다. 이 결과를 보더라도 성학대 경험자가 병원에 다니며 심리상담을 받을 만큼의 우울증 증세가 나타나지 않거나 우울증 진단을 받을 만큼 증상이 심하지 않더라도 성학대 자체가 그들의 '마음'에 어두운 그림자를 드리우고 있다는 것을 알 수 있다.

● **이형성의 신체증상을 수반하기 쉬운 학대경험자**

레비탄(Levitan) 등(1988)은 15~64세까지의 남녀피해자들 중 주요우울장애를 가지고 있는 사람을 우선 찾아내어 그들 중에서 다시 성적 혹은 신체적 학대를 경험한 적이 있는 사람을 추려냈다[12]. 전형적인 신체증상(식욕저하와 체중 감소, 불면증)유형, **이형성 신체증상(식욕의 이상항진과 체중 증가, 과다수면)유형**, 이 두 가지를 반복하는 유형 또는 어느 쪽도 아닌 유형으로, 증상에 따라 이렇게 네 가지 범주를 나누어 성적 혹은 신체적 학대 피해 경험이 있는 주요우울장애환자의 증상유형이 어떻게 나타나는지를 조사하였다. 그 결과 성별과 무관하게 **어린 시절 성학대나 신체적 학대 피해를 경험한 적이 있는 사람들은 기분 장애 증상 중에서도 이형성 신체증상을 수반할 위험성이 높다**는 것을 명확히 알 수 있었다.

다니엘슨(Danielson) 등(2005)은 주요우울삽화 A에 해당하는 사춘기 남녀(12~17세) 548명을 대상으로 성학대, 신체적 학대, 과도한 체벌과 주요우울삽화 증상의 관련성을 조사하였다[8]. 조사결과에 따르면 과거에 학대를 당했던 이력이 있는 사람은 없는 사람에 비해 주요우울장애 증상 중에서도 죄의식, 자해사고(自傷思考), 자살사고(自殺思考), 집중곤란 증상이 현저히 많은 것을 알 수 있었다. 또한 학대 당한 기간이 길수록 우울증의 증상도 전체적으로 심해지고 특히 수면 장애가 많은 것으로 밝혀졌다. 그리고 학대자가 가족이나 친척인 경우, 또는 자택에서 학대를 당한 피해자의 경우에는 죄의식 증상이 특히 강한 것으로 보인다. 이것은 자신이 당한 학대에 대해 본인이 어느정도 책임을 느끼고 있다는 결과일 수도 있으며, 학대 가해자에게 복잡한 마음(예를 들어 아버지에게 학대를 당했을 때, 그래도 부모니까 좋다는 마음과 학대를 해서 싫다는 마음, 두 가지 상반되는 마음을 갖기도 한다)을 가지고 있다는 결과를 보여주는 것일 수도 있다.

이처럼 학대를 당했다고 해서 모두 동일한 증상이 나타나는 것은 아니다. 앞에서 언급한 바와 같이 학대의 종류, 학대 당시의 연령, 학대 기간, 가해자(학대자)와 피해자(피학대자)의 관계 등이 복잡하게 얽혀서 이후 증상이 나타나게 되는 것으로 보인다.

③ 불안 장애

우리가 살아가면서 다소의 불안이나 걱정은 으레 있게 마련이다. 학생 시절 누구나 시험을 앞두고 성적이 안 좋으면 낙제하는 게 아닐까 하고 걱정하던 경험이나 은행에 돈을 입금하고 나서도 제대로 입금이 되었는지 문득 불안감이 스치던 경험쯤은 있을 것이다. 그래도 시험이 끝나면 언제 걱정했냐는 듯이 잊어버리게 되고 통장으로 입금기록이 확인되면 불안도 사라져 버리는 것이 보통이다. 그러한 걱정이나 두려움이 과도해지거나 하루 종일 머리에서 떠나지 않아 생활에 지장을 주면 '불안 장애'라는 정신질환으로 분류된다. DSM-Ⅳ에 따르면 불안 장애는 광장공포를 수반하지 않는 공황장애, 광장공포를 수반하는 공황장애, 공황장애 과거력이 없는 광장공포증, 특정공포증(단일공포), 사회공포증, 강박장애, 외상 후 스트레스 장애(PTSD), 급성 스트레스 장애, 범불안 장애, 일반신체질환에 의한 불안 장애, 약물 사용에 의한 불안 장애, 원인 불특정의 불안 장애 총 12가지로 나누어진다(**표 5**).

그런 불안 장애 중에서도 특히 공황장애, 광장공포증, 사회공포증, 외상 후 스트레스 장애, 범불안 장애는 소아기에 당한 학대와 관련되어 있는 것으로 보고 있다[5]. 외상 후 스트레스 장애(PTSD)는 학대뿐만 아니라 재난이나 천재지변에 따른 트라우마(외상)를 체험한 사람에게도 나타나기 쉽다는 특성상 PTSD와 학대의 관계에 대해서는 불안 장애와 별도의 항목 ④외상 후 스트레스 장애(PTSD)에서 자세히 소개하도록 하겠다.

● 공황발작(panic attack)을 특징으로 하는 공황장애

공황장애는 패닉장애라고도 하며 공황 발작이 그 진단기준이 된다. **공황발작이란 예기도 없이 갑자기 일어나는 심한 가슴 두근거림, 현기증, 과호흡, 구토증, 떨림 등을 말한다.** 공황 발작을 처음 경험하는 사람은 심장마비가 아닐까, 이대로 죽는 것은 아닐까 하는 심한 두려움에 빠지게 된다. 외출 중에 공황발작이 일어났던 경험이 있는 사람은 다시 발작이 일어나는 게 아닐까 하는 불안(예기 불안)이나 발작하는 것을 다른 사람

표 5. 불안 장애의 12가지 유형

1	**광장공포를 수반하지 않는 공황장애**
2	**광장공포를 수반하는 공황장애**
3	**공황장애 과거력이 없는 광장공포증**
4	특정공포(단일공포)
5	**사회공포증**
6	강박장애
7	**외상 후 스트레스 장애(PTSD)**
8	급성 스트레스 장애
9	**범불안 장애**
10	일반신체질환에 의한 불안 장애
11	약물 사용에 의한 불안 장애
12	원인 불특정의 불안 장애

출처: 정신질환의 분류와 진단 가이드 제4판(DSM-Ⅳ-TR; APA, 2000)
굵은 글씨로 표기한 것은 특히 소아기에 당한 학대와 깊은 관련이 있는 것으로 보이는 불안 장애

들이 보게 되는 것을 수치스러워 하여 광장공포증(agoraphobia)을 앓게 되는 경우가 있다. 광장공포증이 있는 사람은 공황발작이나 그와 유사한 일이 일어나는 것을 두려워하여 공공의 장소 등 발작이 일어났을 때 도망갈 수 없는 장소나 상황에 처하는 것을 불안해 하며 피하게 된다. 또한 혼자서 외출하거나 대중교통수단을 이용하는 것, 혼잡한 곳에 가는 것 등을 두려워하여 피하기 시작한다. 단일광자단층촬영(SPECT)을 이용한 벤조디아제핀수용체의 분포(iomazenil SPECT)에 관한 연구를 보면 공황장애 환자들은 뇌의 벤조디아제핀수용체 수가 적은 것으로 나타났다[13]~[15].

● **사회생활에 지장을 초래하는 사회공포증**

　　사회공포증은 공공의 장소에서 수치스러운 일을 겪게 되는 게 아닐까 하는 불합리한 과도한 공포와 불안을 그 증상으로 한다. 그렇기 때문에 사람들 앞에서 이야기를 하지 못하고 밖에서 음식을 먹지도 못하며 공공화장실에도 가지 못하는 등의 증상들이 나타난다. 공포심이 너무 심해지면 불안감을 불러일으키는 장소나 상황은 피하려 하기 때문에 일이나 인간관계 등의 사회생활에 지장이 생기게 되는 것이다. 이러한 경우를 사회공포증이라고 진단한다.

● **6개월 이상 불안이 지속되는 범불안 장애**

　　범불안 장애는 6개월 이상 지속되는 억제할 수 없는 과도한 불안을 주요 증상으로 한다. 무언가 한 가지에 대한 불안이 있다기 보다는 초점이 맞추어지지 않은 불안이 특징적이다. 날마다 불안 초조해 하거나 긴장을 하고 있고, 마음이 산만해서 늘 피곤해 하며, 기분이 축 쳐져 있거나 근육긴장, 수면장애가 수반되는 경우도 많다. 흔히 현기증, 심장 두근거림 등의 신체증상이 나타나는 경우가 많아서 전문병원에 가기보다 일반내과를 찾는 사람도 있다.

● **학대경험과 불안 장애와의 밀접한 관련성**

　　맥밀런(MacMillan) 등(2001)은 15~64세까지의 남녀 7,016명을 지역에서 피험자로 모집했다[16]. 면접과 설문조사를 통해 불안 장애, 주요 우울 장애, 알코올 남용·의존증, 위법약물남용·의존증, 반사회적 행동의 다섯 가지 질환과 어렸을 때의 성학대, 신체적 학대 이력을 조사하였다. 신체적 학대를 당한 적이 있는 남녀피험자들과 학대피해경험이 없는 피험자들을 비교한 결과 신체적 학대 경험과 불안 장애와는 밀접한 관련성이 있다는 것을 알 수 있었다. 또한 여성 피험자에게서는 성학대 피해와 불안 장애의 관련성도 나타났다.

> **단일광자단층촬영(SPECT)**
>
> 소량의 방사선 물질을 주사하여 뇌의 국소 혈류량을 영상화하는 검사. 최근 벤조디아제핀수용체의 분포(iomazenil SPECT)에 관한 연구를 통해 공황장애환자들의 경우 수용체가 적다는 것을 알아내었다.

● 남성학대피해경험자에게 많이 나타나는 범불안증

야마모토(Yamamoto) 등(1999)은 18~21세까지의 남녀119명을 지역에서 모집하여 아동학대 실태와 아동학대가 우울증과 불안 장애에 미치는 영향을 조사하였다[2]. 아동학대에 관해서는 '정신적으로 방치되었다', '위협을 당한 적이 있다', '수치스러운 일을 당한 적이 있다', '뺨을 맞았다', '얻어맞았다', '물건으로 맞았다', '화상 피해를 당했다'는 총 7 가지 항목을 질문하였다. 그 결과 과거에 사람들 앞에서 아버지로부터 모욕을 당하거나 얻어맞았던 일, 또는 무언가 물건으로 맞았던 경험이 1년에 몇 차례 있었던 청년기의 남성의 경우는 평생 동안 전반성 불안 장애가 발생할 확률이 높다는 것을 알 수 있었다. 그러나 여성의 경우는 아동학대와 불안 장애와의 관련성은 찾아볼 수 없었으므로 맥밀런(MacMillan) 등(2001)의 연구결과와는 차이를 보였다. 그러나 이 두 연구는 피험자의 연령층이 명확히 다르다. 맥밀런(MacMillan) 등의 연구는 15~64세를 대상으로 하였고, 야마모토(Yamamoto) 등은 18~21세를 연구대상으로 하였다. 또한 학대의 정의나 평가방법에 있어서도 차이가 있었다. 여성학대경험자에 관한 결과의 차이는 이러한 점에 기인하고 있을 수도 있다.

● 성학대 피해자에게 많이 나타나는 불안증과 우울증

앞서 기술한 브리에와 램지(1988)는 여대생을 대상으로 성학대 피해 경험자와 비경험자를 비교하는 설문조사를 실시하였다[11]. 연구결과 어린 시절에 성학대를 당한 적이 없는 학생에 비해 학대경험이 있는 학생은 불안 증상이 강하게 나타났다. 또한 깁(Gibb) 등(2003)은 정신과 외래환자를 대상으로 하여 성적, 신체적 또는 정신적 학대 경험이 불안증이나 우울증과 어떻게 관련되는지를 조사하였다[17]. 그 결과, 성학대 피해자는 불안증과 우울증이 거의 같은 비율로 진단된다는 것을 알 수 있었다. 신체적 학대 피해자는 우울증보다 불안증 증상의 비율이 높으나 진단에서는 우울증이나 불안증 모두 비율상의 차이는 없었다. 정신적 학대 피해자는 불안증보다 우울증 증상을 많이 보였으며 진단에 있어서도 우울증으로 진단되는 비율이 많았다.

④ 외상 후 스트레스 장애(PTSD)

외상 후 스트레스 장애(PTSD)란 심리적으로 고통스러운 사건의 체험 후 발생하는 것으로, 그 사건을 재체험(Flash back, 과거의 기억이 되살아남)함으로써 그 일을 상기시키는 자극에 과잉 반응하게 되는 특징이 있다(표 6). 특히 그 사건과 관련된 생각, 대화를 피하려 하거나 그 사건을 상기시키는 활동, 장소, 사람을 피하려고 노력하는 과도한 경계심이나 과잉 경악 반응도 흔히 나타난다. 상상하기조차 힘든 체험에 직면했을 때, 또는 그런 사건에 휘말렸거나 목격했을 때 '마음'은 눈에 보이지 않는 깊은 상처를 입는다. '마음'에 생긴 그 깊은 상처, 트라우마(외상)가 원인이 되어 PTSD가 발병하는 것이다. 전쟁, 학살, 강간,

홍수, 지진 등 원인이 되는 사건은 매우 다양하다. 일본에서도 지하철 사린가스 사건, 한신대지진 등으로 다수의 피해자가 PTSD를 앓고 있다.

또한 2005년에 일어난 효고현 아마가사키의 JR후쿠치야마선 탈선사고 발생 후 JR 서일본철도 측이 부상자 외에 부상당하지 않았던 승객이나 유족들도 PTSD를 고려하여 보상대상에 포함시켰던 일이 당시 뉴스에 보도되기도 하였다. 일본사회에서도 PTSD가 하나의 질환으로 인식되고 있다는 증거일 것이다.

표 6. 외상 후 스트레스 장애(PTSD)

A	**개인은 다음 2개 항목에 부합되는 외상성 사건(traumatic event)에 노출된 적이 있다.** (1) 자신이나 타인의 실제적이거나 위협적인 죽음이나 심각한 상해, 또는 신체적 안녕에 위협이 되는 사건(들)을 경험, 목격, 또는 직면 (2) 극심한 두려움, 무력감 또는 공포(horror)를 포함한 개인의 반응 　주: 아동에게는 와해되거나 초조한 행동으로 표출될 수 있다.
B	**외상성 사건이 다음 1가지(또는 그 이상) 방식으로 지속적으로 재경험된다.** (1) 사건에 대해 반복적이고 침습적으로 집요하게 떠오르는 고통스러운 회상(영상, 생각, 지각 포함) 　주: 아동에게는 외상의 주제나 양상이 반복적 놀이로 표출될 수 있다. (2) 사건에 대한 반복적이고 고통스러운 꿈 　주: 아동은 내용을 인지할 수 없는 무서운 꿈 (3) 외상성 사건이 실제 일어나고 있는 것처럼 행동하거나 느낌(경험을 재현하는 것과 유사한 느낌, 환각 그리고 해리적인 플래쉬백 삽화를 포함하고 이러한 경험은 각성 상태 또는 중독 상태에서의 경험을 포함한다) 　주: 아동은 외상 특유의 재현(놀이를 통한)이 일어날 수 있다. (4) 외상적 사건과 유사하거나 상징적인 내적 또는 외적 단서에 노출되었을 때의 극심한 심리적 고통 (5) 외상성 사건과 유사하거나 상징적인 내적 외적 단서에 노출되었을 때의 생리적 반응
C	**외상과 연관된 자극의 지속적 회피와 일반적인 반응의 마비(numbing: 외상 전에는 존재하지 않았음)가 다음 중 3가지(또는 그 이상)로 나타난다.** (1) 외상과 관련된 생각, 느낌 대화의 회피 (2) 외상의 기억을 되살리는 활동, 장소 또는 사람을 회피하려는 노력 (3) 외상의 중요한 측면의 회상 불능 (4) 중요한 활동에 대한 흥미 또는 참여의 현저한 감소 (5) 타인들로부터 이탈(detachment) 또는 소외감 (6) 제한된 범위의 감정(예: 사랑의 감정을 느낄 수 없음) (7) 단축된 미래에 대한 감각(예: 직업, 결혼, 자녀 또는 정상적 수명[life span]을 기대하지 않음)
D	**증가된 각성(arousal)의 지속적 증상(외상 전에는 존재하지 않았던)이 2가지(또는 그 이상) 발생** (1) 입면 또는 수면 상태 유지 곤란 (2) 자극에 과민한 상태(irritability) 또는 분노 폭발 (3) 집중 곤란 (4) 과잉 경계(hypervigilance) (5) 과도한 놀람 반응(exaggerated startle response)
E	**장해(진단 기준 B, C, D의 증상)의 기간이 1개월 이상이다.**
F	**증상이 임상적으로 심각한 고통이나 손상 및 사회적, 직업적, 다른 중요한 기능 영역에서 장애를 초래한다.**

출처: 정신진단의 분류와 진단 가이드 제4판(DSM-IV ; APA,2000)

● **PTSD의 주요 증상과 유형**

　　PTSD의 주요 증상은 외상의 원인이 되었던 사건의 재체험과 회피이다. 외상적 사건을 Flash back이나 악몽을 통해 재체험하게 되거나 경악반응이 과도하게 강하게 나타나기도 하며 감각이나 감정이 마비되어 사람들을 피하거나 모든 일에 관심이나 흥미를 잃어 버리기도 한다. PTSD는 급성형, 만성형, 지연형의 세 가지로 분류할 수 있다(**표 7**). 급성형은 증상이 3개월 이내에 진정되고, 만성형은 증상이 3개월 이상 지속되며 예후가 좋지 않다. 지연형은 외상적 사건을 체험한 후 6개월 이상 지나고 나서야 증상이 나오는 것을 가리킨다. 만성형 PTSD는 치료를 받지 않고 낫는 일은 거의 없다. 적절한 상담이나 약물치료를 받지 않는 상태가 지속되면 기분 장애, 공황장애 등이 함께 일어나면서 사회 활동이나 인간관계에서 장애가 나타나기 시작하기도 한다.

● **PTSD와 급성 스트레스 장애의 차이**

　　급성 스트레스 장애는 PTSD와 증상이 매우 비슷하나 증상 기간이 짧다. 외상적 사건을 체험하고서 감각의 마비나 Flash back, 외상 사건을 떠올리게 하는 자극의 회피 등 그 증상에 있어서는 매우 비슷한 양상을 보인다. PTSD와 급성 스트레스 장애의 큰 차이점은 증상의 지속기간과 증상이 나오는 시기의 차이로, **PTSD는 진단이 내려지려면 증상이 한 달 이상 지속되어야 하는데 비해 급성 스트레스 장애는 증상이 이틀 이상 4주 이하로, 외상적 체험을 겪고 나서 4주 이내일 때를 말한다.**

● **고빈도로 나타나는 PTSD와 주요우울장애의 동반 발생**

　　아동학대는 어떤 형태이든 아이들의 몸과 마음에 외상을 남긴다. 성학대 피해 경험자는 비경험자에 비해 주요우울장애와 PTSD가 함께 나타나는 일이 빈번한 것으로 밝혀졌다[18]. 또한 성적 혹은 신체적 학대를 당한 아이들 중 PTSD로 진단된 사람은 진단되지 않은 사람에 비해 주요우울장애, 기분부전장애, 범불안 장애, 공황장애, 그리고 특정공포증이 함께 발생할 가능성이 높아진다[19].

● **학대 또는 방임에 의한 PTSD 증상의 발생**

　　위덤(Widom)에 의하면 학대나 방임을 당한 적이 있는 사람은 그런 경험이 없는 사람에 비해 PTSD 증상이 발생할 확률이 높은 것으로 나타났다[3]. 이 연구에 따르면 학대, 방임 경

표 7. PTSD의 3가지 분류

급성형	증상이 3개월 이내에 치료된 경우
만성형	증상이 3개월 이상 지속되어 예후가 나쁜 경우
지연형	외상적인 사건을 겪고 6개월 이상 지나고부터 증상이 나타난 경우

> 방임(neglect)
>
> 아동의 유기, 의식주나 청결 문제로 건강상태를 손상시키는 방치(영양불량, 극단적인 불결함, 태만 또는 거부에 의한 병의 발생, 학교를 보내지 않는 행위) 등을 말한다. 예를 들어 아이를 차에 태운 채로 가게 입구에 차를 세워두었다가(방치) 아이가 유괴된 경우도 방임의 한 예이다. 이런 일들은 사고나 유괴로 보도되지만 실제로는 부모의 배려 부족이나 안일한 판단이 사고의 원인이 되므로 방임으로 인지할 필요가 있다.

힘이 없는 사람이 어떠한 원인으로 PTSD 증상이 나타나 PTSD라고 진단받은 적이 있는 경우가 20.4%인 것에 비해 아동기에 학대, 방임을 당했던 사람이 살아가는 동안 PTSD로 진단받은 적이 있는 경우는 30.9%였다. 이것을 비율적으로 보면 학대피해경험이 있는 사람은 비경험자에 비해 1.75배나 많이 PTSD가 나타난다는 것을 알 수 있다. 살면서 PTSD라는 진단을 받은 적이 있는 사람을 학대 내용별로 살펴 보았더니 성학대 피해자가 37.5%, 신체적 학대피해자가 32.7% 그리고 방임피해자가 30.6%라는 결과가 나왔다. 특히 성학대나 신체적 학대는 피해자에게 신체 보전의 위협뿐만 아니라 부상의 위험도 초래하기 때문에 피학대 아동의 대다수가 PTSD 증상을 보이는 것이 당연하다 할 수 있을 것이다. 또한 몸에 직접적인 위해를 가하지 않는 방임이 PTSD 증상을 유발하는 것은 생존해가기 위해 필요한 음식이나 의복, 주거를 제공받지 못하거나 또는 필요한 의료 조치를 받지 못하거나 하면 그것이 결국 몸의 보전을 위협하는 것으로 이어지기 때문이 아닐까 추측된다.

● **PTSD를 유발하는 위험인자**

학대 중에서도 PTSD 증상을 일으키는 강한 위험 인자를 몇 가지 들 수 있다[20], [21]. 성학대를 당했을 때 성관계가 동반된 경우나 협박 또는 폭력이 동반된 경우는 차후 PTSD가 될 확률이 높은 것으로 알려져 있다. 또한 성학대에서는 비슷한 정도의 학대피해 경험이 있었다고 해도 남자아이에 비해 여자아이들이 PTSD가 될 확률이 높은 것으로 보인다[19]. 그리고 성학대나 신체적 학대 둘 다 학대기간이 길면 길수록 PTSD가 될 가능성은 높다고 한다[19], [20].

⑤ 해리성 장애

해리성 장애의 특징은 자각이 있는 정신상태에서 어떤 특정한 형태로 해리된 상태가 나오는 것이다. 예를 들어 자고 있을 때나 직장에서 회의 중에 문득 멍해지면서 중요한 대화가 머리에 들어오지 않을 때, 또는 최면에 걸려 있을 때 등은 우리의 정신이 평소와는 다른 상태에 있다. 다른 사람의 이야기를 듣고 있었는데 정신차리고 보니 듣지 않고 있었다는 이야기나 불의의 사고로 인한 충격으로 중간중간 장면이 기억나지 않는다는 식의 이야기는 자주 듣는다. 그러나 정신이 해리 상태에 있는 탓에 자신의 소중한 기억이 사라지고, 자신이 누구인지를 갑자기 잊어버려 새로운 자아와 함께 여행을 하고, 둘 이상의 자아가 나타나는 등의 상황이 되면 그것은 정신질환으로 보아야 한다. 해리성 장애는 **표 8**과 같이 5가지로 분류할 수 있다.

표 8. 해리성 장애의 5가지 유형	
1	해리성 기억상실
2	해리성 둔주
3	해리성 정체성 장애
4	이인성 장애
5	기타 해리 장애

● 성학대와 해리와의 관련성

어렸을 때 성학대 피해 경험이 있는 성인에게 해리경향이 강한 것으로 보고된 바 있다. 브리에르(Briere)와 런츠(Runtz) 등(1998)의 성학대 피해 경험자와 비경험자인 여대생을 대상으로 한 설문조사에 의하면 성학대 피해 경험자가 급성, 혹은 만성 해리 경향이 강하다는 것을 알 수 있었다. 특히 성학대를 당했던 사람들 중에서도 가해자 수가 많을수록 해리경향도 강해지는 것으로 보인다. 특히 4명 이상의 가해자로부터 학대를 강한 경험이 있으면 해리경향도 극도로 높아진다고 한다[22].

추(Chu) 등은 정신병원에 입원해 있는 18~60세까지의 여성환자를 대상으로 면접과 해리경험에 관한 설문(dissociative experience scale)을 통해 어린 시절의 학대 기억을 조사하였다[23]. 즉 성학대, 신체적 학대, 가정 내 폭력의 목격 등 학대 요소가 해리와 기억 상실에 어떠한 관련이 있는지를 조사한 것이다. 그 결과 성학대, 신체적 학대, 가정 내 폭력의 목격 모두 해리 체험에 관한 설문내용 중 심적 외상 경험(학대체험)의 기억 상실 부분(심적 외상 경험을 기억에 남겨두지 않는다)에서 높은 점수를 보이고 있었다. 성학대와 신체적 학대를 양쪽을 모두 경험한 사람은 학대가 시작된 연령이 어릴수록 학대체험의 기억상실 정도가 심했으며 해리체험에 관한 설문의 전반적인 점수도 높게 나타났다. 또한 어렸을 때 성학대를 끊임없이 반복적으로 당한 사람의 경우에는 때때로 학대를 경험한 사람이나 전혀 경험하지 않은 사람에 비해 해리체험에 관한 설문의 점수가 현저히 높게 나타났다.

그러나 위 연구들이 지표로 삼고 있는 것은 설문조사에 의한 해리나 기억상실 경향이므로 임상가에 의한 해리장애 진단기준에 적합한 것으로 보고 있지는 않다. 학대와 같은 정신적 고통을 체험한 사람들에게는 해리나 기억상실의 경향이 심해지는 것으로 보이지만 학대가 해리장애라는 정신질환을 어떤 방식으로 유발시키는 아직 명확히 규명되지 않았다.

⑥ 경계성 인격장애

학대의 영향으로 나타나는 가장 까다로운 정신 증상의 하나가 '경계성 인격장애'라고 할 수 있다. 지금까지의 연구에 따르면 성학대, 신체적 학대, 가정 폭력 등을 경험한 사람의 경우 경계성 인격장애를 일으키는 빈도가 높은 것으로 알려져 있다[5), 18), 24)~27)]. 가정 폭력, 섭식 장애, 자해행위 등을 그 증상으로 하며, **인격장애가 있고 대인관계능력도 미숙하므로 사람을 판단할 때 옳으냐 그르냐 하는 이분법적 사고로밖에는 판단하지 않게 된다.** 예를 들어 처음에는 어떤 사람을 존경하여 우상시하다가 배신당하거나 환멸을 느끼게 되면 태도가 갑자기 바뀌면서 그 사람을 격렬하게 비방한다. 쉽게 분노를 폭발시키며 일시적으로 편집증이나 정신병과 비슷한 증상을 보이기도 한다. 학대를 당했던 사람은 일반적으로 타인과 안정된 관계를 맺지 못하거나 허무감에 시달리기도 하고 자아 정체감을 갖지 못하는 등의 문제가 발생한다. 그 상태에서 벗어나려고 약물을 남용하게 되거나 자해행위나 자살행위, 극단적인 폭식이나 낭비 등 자신에게 해가 되는 행위를 하게 되는 것이다.

⑦ 물질사용장애

DSM-IV에 의하면 물질 관련 장애는 물질사용장애와 물질유발성장애 이 두 가지로 나누어진다. 그 중에서 여기에서 주목하고자 하는 것은 물질사용장애로, 이것은 다시 **약물의 존(표 9)**과 **약물남용(표 10)**으로 나눌 수 있다. DSM-IV에서는 물질을 알코올, 암페타민(마약의 일종), 카페인, 칸나비스(대마초의 일종), 코카인, 환각제, 흡입약, 니코틴, 오피오이드(진통마취제), 펜시클리딘(환각제의 일종), 진정제, 수면제, 항불안제 이렇게 11종류로 구분하고 있다. 일본에서 합법적인 것은 알코올, 카페인, 니코틴 정도이며, 단 의사의 처방이 있으면 진정제, 수면제, 항불안제 등은 구할 수 있다.

● 학대 경험과 알코올 남용과의 관련성

웩슬러(Wexler) 등(1997)은 지역의 정신건강센터에서 외래 치료를 받고 있는 다양한 정신질환을 가진 953명을 대상으로 성학대 또는 신체적 학대와 DSM의 Axis I에 기재되어 있는 정신질환의 관계를 조사하였다. 학대 피해 경험이 있는 사람(264명)과 없는 사람(689명)으로 나누어 Axis I의 정신질환 증상의 발생을 살펴 본 결과, 여성피험자에서는 학대 경험이 있는 사람이 없는 사람에 비해 현재에 이르기까지 알코올 남용 증상이 있는 비율이 높다는 것을 알 수 있었다. 그러나 남성피험자에게서는 그러한 현상은 볼 수 없었다. 한편 맥밀런(MacMillan) 등(2001)의 지역에서 15~64세까지의 남녀 7,016명의 피험자를 모아 실시한 연구에서는 성학대나 신체적 학대 경험이 있는 여성은 학대경험이 없는 여성에 비해 불법약물의 남용과 의존 비율이 높게 나타났다[16)]. 또한 남성의 경우도 성학대경험자는 학대 경험이 없는 자에 비해 불법약물의 남용과 의존 비율이 높았다. 로버츠(Roberts) 등(2003)은 25~34세까지의 여성 480명을 대상으로 아동기의 성학대 이력과 현재 약물 상용 습관과의 관련성을 조사하였다[29)]. 이 연구는 중독 중증도 지수(addiction severity index ; ASI)라 불리는 알코올사용, 약물사용, 가족관계 등 7가지 분야에 대해서 평가하는 면접과 2가지 설문조사를 바탕으로 이루어졌다. 그 결과 성학대경험자는 학대경험이 없는 여성에

표 9. 약물의존

임상적으로 심각한 장해나 고통을 일으키는, 부적응적인 물질 사용 양상이 다음에 열거한 진단 항목 가운데 3개(또는 그 이상) 항목으로 지난 12개월 사이에 어느 때라도 나타난다.

 (1) 내성, 다음 중 하나로 정의된다.
   a. 중독이나 원하는 효과를 얻기 위해 매우 많은 양의 물질이 요구된다.
   b. 동일 용량의 물질을 계속 사용할 경우 그 효과가 현저히 감소한다.
 (2) 금단, 다음 중 하나로 나타난다.
   a. 물질에 특징적인 금단 증후군(특정 물질 금단에 대한 진단 기준 A와 B 참조)
   b. 금단 증상을 완화하거나 피하기 위해 동일(또는 유사) 물질을 사용한다.
 (3) 원래 의도했던 것보다 훨씬 더 많은 양이나 훨씬 오랫동안 물질을 사용한다.
 (4) 물질 사용을 중단하거나 조절하려고 계속 노력하지만 뜻대로 안 된다.
 (5) 물질을 구하거나(예: 여러 의사를 방문하여 물질을 구하거나 먼 곳까지 물질을 구하러 다닌다), 물질을 사용하거나 (예: 줄담배), 또는 물질의 효과에서 벗어나기 위해 많은 시간을 보낸다.
 (6) 물질 사용으로 인해 중요한 사회적, 직업적 활동 및 여가 활동을 포기하거나 줄인다.
 (7) 물질 사용으로 인해 지속적으로 반복적으로 신체적, 정신적 문제가 생긴다는 것을 알면서도 계속 물질을 사용한다 (예: 코카인으로 우울증이 유발되었음을 알면서도 코카인을 사용하고, 알코올로 인해 궤양이 악화된다는 것을 알면서 도 계속 음주를 한다).

표 10. 약물남용

A

 임상적으로 심각한 장해나 고통을 일으키는 부적응적인 물질 사용 양상이 다음에 열거한항목 가운데 1개(또는 그 이상) 항목으로 지난 12개월 동안에 나타난다.

  (1) 반복적인 물질 사용으로 직장, 학교, 가정에서 중요한 임무를 수행하지 못한다(예: 물질 사용과 관련되어 반복적으로 결근하거나 업무 수행이 불량하다. 물질 사용과 관련되어 결석하거나, 정학, 퇴학을 당한다. 중독으로 인해 자녀를 돌보지 않고, 집안일을 등한히 한다).
  (2) 신체적으로 해를 주는 상황에서 반복적으로 물질을 사용한다.(예: 물질 사용으로 인해 장해가 초래된 상황에서 차를 운전하거나 기계를 조작한다).
  (3) 반복적으로 물질사용과 관련된 법적 문제를 일으킨다(예: 물질 사용과 관련된 탈선 행동으로 체포된 경험이 있다).
  (4) 물질의 효과로 인해 사회적 문제나 대인 관계 문제가 지속적으로 또는 반복적으로 야기되거나 악화됨에도 불구하고 계속 물질을 사용한다(예: 중독의 결과로 배우자와 언쟁하거나 몸싸움을 한다).

B   **증상이 동일 물질군의 의존의 진단 기준을 충족시킨 적이 없었다.**

편집증(paranoia)

망상증, 편집증 등으로 불리며, Kraepelin이 "내적원인으로부터 발생하여, 사고, 의지, 행동의 질서와 명확함이 완전히 유지된 채로 서서히 발전하는, 지속적으로 확고한 망상체계"라고 정의한 기능성 정신병. DSM-IV에서는 망상 장애(delusional disorder)로 분류된다. 체계적 망상이 특징적이다. 환각이나, 기타 분명한 정신증상은 동반되지 않는다. 이 용어는 타인으로부터 피해를 당하고 있다고 확신하고 있는 심적 상태를 나타낼 때에도 사용될 수 있다. 망상성 관념은 그 자체를 지지하는 근거자체가 망상적이고 잘못된 것으로, 일반적으로는 받아들이기 어렵고, 또 정정이 불가능하다.

비해 알코올과 약물 사용 문제를 안고 있는 비율이 높다는 것을 알 수 있었다. 또한 성학대 경험자는 과거에 알코올 남용이나 약물남용 치료를 받았던 빈도가 높은 것으로 나타났다.

이상의 결과에서도 간단히 상상할 수 있듯이, 가정 내에서 학대가 일어날 수 있는 위험인자의 한 가지로 알코올 사용을 들 수 있다. 한편 알코올 의존증이 나타나는 원인 중 한 가지는 가족 중에 알코올 의존증 환자가 있는 것이다. 학대와 알코올 의존증은 알코올 의존증의 가족력을 통해 밀접하게 관련되어 있을 수 있다.

⑧ 반사회적 행동

인격장애의 한 가지로 반사회적 인격장애가 있다. 진단 기준은 '타인의 권리를 침해하는 행위를 태연하게 반복한다, 18세 이상일 것, 15세 이전부터 행위 장애를 앓고 있었다' 등이 중심이 된다. 반사회성 인격장애 환자는 태연하게 거짓말을 하고, 충동적이고 공격적이며 상대방을 고려하지 않고 무책임하다. 또한 자신이 저지른 행동에 대해 반성의 기미는 찾아볼 수 없다는 특징이 있다. 인격장애라는 말에서도 알 수 있듯이 '나쁘다'는 것이 이미 인격, 성격이 되어 있는 것이다. 인격장애로까지 발전하지 않아도 반사회적 행동을 보이는 경우는 있다. 사기나 공갈로 한몫을 잡으려 하거나 남의 집이나 가게에서 도둑질을 하는 것, 위법약물을 거래하는 것 등은 사회의 규칙을 위반하고 사회 질서를 어지럽힘으로 반사회적 행동이라 할 수 있다.

● 학대와 반사회적 행동과의 관련성

맥밀런(MacMillan) 등(2001)의 연구에 따르면 어린 시절 신체적 학대를 당한 피해자들의 경우, 신체적 학대와 행위장애, 그리고 반사회성 인격장애를 포함하는 반사회적 행동은 각각 밀접한 관련이 있는 것으로 나타났다[16]. 이 현상은 남녀 모두에게 공통적으로 나타났다. 게다가 여성의 경우는 성학대 경험과 반사회적 행동의 관련(다음에 기술할 '성학대가 초래하는 정신적 문제')이 두드러진다. 이 연구 결과로 알 수 있듯이 학대의 영향은 학대 당한 피해자 개인의 몸이나 마음에만 한정되지 않는다. 그 영향은 사회로까지 확대되고 있는 것이다.

3. 학대 후유증으로 나타나는 정신적 장애

학대는 정의가 광범위하기 때문에 어디까지가 학대이고 어디서부터 학대가 아니라고 확실히 말할 수 있는 경계선은 없다. 또한 학대 경험은 개개인의 학대 전 경험이나 성격에 학대 후 경험이나 성격이 복잡하게 얽히기 때문에 학대의 종류에 따라 이후 나타나는 양상이 일관적이지 않다. 물론 어린 시절에 당한 학대 후유증으로 나타나는 정신적 증상들로 고통을 겪다가 성인이 되고서 상담이나 치료를 받는 사람이 있는가 하면 정신장애 증상도 전혀 없고 진단도 받지 않고 지내고 있는 사람도 있다. 이 장에서는 어렸을 때 성학대나 신체적 학대, 정신적 학대를 당한 경험이 있는 사람이 어른이 되었을 때 정신 기능에 어떠한 지장을 초래할 가능성이 있는지를 소개하고자 한다.

성학대가 초래하는 정신적 문제

어렸을 때 성학대를 당한 적이 있는 **학대경험자에게 가장 많이 나타나는 정신장애는 주요우울장애, 해리정체장애, 외상 후 스트레스장애(PTSD)나 경계성 인격장애 등을 들 수 있다.** 또한 증상으로는 절망감, 자존감의 저하, 자살을 바라거나 계획 또는 시도하는 것 등이 있다[30]. 인디애나대학의 위덤(Widom)과 애머스(Ames)는 성학대를 당한 피해 아동이 나중에 어떤 범죄에 관련되는지를 조사하였는데 매우 흥미로운 결과가 나왔다. 성학대경험자는 신체적 학대나 방임 경험자에 비해 어렸을 때부터 가출 등으로 보도행정조치를 받는 일이 많고 성인이 되고 나서도 매춘 등 성범죄로 체포되는 비율이 현저히 높다는 것을 알 수 있었다[31]. 이 연구에서도 성학대는 학대피해자 본인뿐만 아니라 어떤 의미에서는 사회 전체에 광범위하게 영향을 미치고 있음을 보여주고 있다.

성학대란 성행위를 강요하거나 성기를 만지게 하는 것에서 성기를 노출하게 하는 것, 음란물을 보여 주는 것 등 성과 관련한 모든 학대를 말한다. 성학대에 대한 정의는 그 폭이 넓어서 피해아동이나 또는 이후 성인이 된 이들의 마음에 미치는 피해의 폭도 당연히 확대될 수밖에 없다. 또한 피해 아동의 연령, 성별, 가해자와의 관계, 학대기간이나 횟수, 피해 아동의 가정환경 등도 이후의 정신건강과 관련되는 것으로 알려져 있다[32].

신체적 학대가 초래하는 정신적 문제

제I장에서도 기술한 바와 같이 신체적 학대란 '때리거나 발로 차는 것, 아이에게 물건을 집어 던지거나 도구를 이용하여 아이를 때리는 것, 화상을 입히는 것' 등 몸에 해를 가하는 학대를 말한다. 신체적 학대 피해자에게는 신체적 학대 피해 경험이 없는 사람에 비해 주요우울장애, PTSD나 그 외 불안 장애, 약물의존이나 남용을 포함한 물질사용장애가 발생하는 일이 많은 것으로 알려져 있다[13].

방임 · 정신적 학대가 초래하는 정신적 문제

정신적 학대는 아이의 '마음'을 학대하는 행위이기 때문에 성학대나 신체적 학대에도 잠재적으로 포함되어 있다고 보기도 하고, 방임과 같이 아이가 생존하기 위해 필요한 보살핌을 제공하지 않고 내버려두는 것이야말로 정신적 학대라고 보기도 한다. 방임과 마찬가지로 정신적 학대도 그 정의가 애매하여 어디에서부터 어디까지가 정신적 학대이다 라고 일률화하기 어려운 특징이 있다. 쉽게 확인하기도 어렵고, 몸에 확실한 상흔이 남는 것도 아니다. 그러나 성학대나 신체적 학대가 심각한 후유증을 남기는 것과 마찬가지로 방임이나 정신적 학대도 아이의 '마음'에 큰 상처를 남긴다.

4.   아동학대에 대한 연구의 역사

사회심리학적 입장에서 본 아동학대의 피해자

최근까지 심리학자들은 어린 시절 학대 피해를 당한 사람은 사회심리학적 발달이 억제되어 정신방어시스템이 비대해지면서 성인이 되어서도 자기패배감을 쉽게 느끼게 된다고

표 11. 피학대아·아동학대경험자의 뇌기능·형태이상에 관한 검토(보고: 테이처 등, 맥클레인병원)

보고자(발표연도)	대상	조사방법	대상인원	대상연령
Teicher(1993)	학대경험이 있는 정신과 외래환자	신경심리학적 검사*	253 명(남/녀)	34.3±11.4세(17~69세)
Ito(1997)	신체적 학대+성학대	뇌파	30 명(남/녀)	10.7±2.5세
Teicher(1997)	신체적 학대+성학대	뇌파	115 명(남/녀)	13세
Anderson(2002)	성학대	MRI	24 명(녀)	18~22세
Anderson(2003)	성학대	(T2relaxometry)	37 명(녀)	18~22세
Teicher(2004)	신체적 학대+성학대+방임	MRI	51 명(남/녀)	18~22세
Navalta(2006)	성학대	MRI	26 명(녀)	18~22세
Choi(2008)	폭언 학대	신경심리학적 검사**	16 명(남/녀)	18~25세
Tomoda(2009)	성학대	MRI	23 명(녀)	18~22세
Tomoda(2009)	엄격한 체벌	MRI	23 명(남/녀)	18~25세
Sheu(2010)	엄격한 체벌	MRI	19 명(남/녀)	18~25세
Teicher(2010)	폭언 학대	MRI (T2relaxometry)	848 명(남/녀)	18~25세
Tomoda(2011)	폭언 학대	MRI	36 명(남/녀)	18~25세
Choi(2011)	가정 내 폭력의 목력	MRI	20 명(남/녀)	18~25세

*생활효율질문표 life effectiveness questionnaire (LEQ), 측두엽전환증상 체크리스트(limbic system checklist-33(LSCL-33)

생각해 왔다. 즉 정신적 · 사회적 발달이 억제됨으로써 어른이 되고서도 '상처받은 아이'인 채로 살아가게 된다고 본 것이다. 학대에 의한 피해는 기본적으로는 '소프트웨어'의 문제로 인식하여 치료하면 재프로그램이 가능하므로 고통스러운 체험을 극복해갈 수 있도록 환자를 지지하면 회복될 수 있는 상처라고 판단해 왔다.

테이처(Teicher)등이 제창한 신경생물학적 발달억제설

그러나 메사추세스주 벨몬트시에 있는 맥클레인병원 발달생물학적 정신과학교실(developmental biopsychiatry research program)과 하버드대학 정신과학교실의 테이처 등을 중심으로 하는 공동연구진인 미일과학기술협력사업 '뇌 연구' 분야 그룹의 공동연구(필자는 일본측 대표)진은 학대의 영향을 연구하고 심리학자들이 주장해왔던 사회심리학적 발달억제설과는 조금 다른 결과를 얻었다(**표 11**)[26), 33)~41)]. 아이의 뇌는 신체적 경험을

(오른쪽으로 이어짐)

대상 뇌부위	결과
대뇌 변연계	신체적 학대 경험자에서 점수가 38% 높게 나타남 성학대 경험자에서 점수가 49% 높게 나타남 신체적 성학대 경험자에서 점수가 113% 높게 나타남
대뇌피질 / 대뇌반구	뇌전도 coherence 이상(좌반구대뇌피질>우반구대뇌피질)
대뇌피질	신체적 성학대 경험자의 72%가 뇌파 이상(주로 좌측 전두엽과 좌측 측두엽)
소뇌 충부	성학대 경험자에서 T2완화시간의 연장, 혈류감소
해마	성학대 경험자와 대조자 간의 유의미한 크기의 차이는 없음
뇌량	성적방임학대 경험자(남자아이) 뇌량 중앙부의 크기 감소 방임경험(남자아이)은 크기 감소에 영향 성학대 경험(여자아이)은 뇌량 중앙부의 크기 감소에 영향
고위 뇌	성학대 경험자에서 시각적 기명력 저하 성학대 경험자에서 반응시간의 지연
청각영역	폭언 학대 경험자에서 수초화 장애
시각영역	성학대 경험자에서 용적의 감소 12세 미만의 학대기간과 시각영역 용적은 반비례 관계
전전두영역	엄격한 체벌경험자에서 용적의 감소
뇌내 보수계(미상핵, 피각)	엄격한 체벌 경험자에서 혈류의 증가
뇌량, 대뇌부챗살	폭언 학대 경험자에서 수초화 장애 다양한 정신 증상과의 관련
청각영역	폭언 학대 경험자에서 용적의 증가
후두엽(하세로다발)	가정 내 폭력 경험자에서 수초화 장애

**기명력 평가 척도 memory assessment scale (MAS), 지속수행과제 continuous performance tasks (CPT)

통해 발달해 간다. **결정적으로 중요한 이 시기(감수성기)에 학대를 당하면 심각한 스트레스 충격은 뇌의 구조나 기능에 씻을 수 없는 깊은 상처를 남기게한다.** 이른바 '하드웨어'차원의 심각한 손상이다. 아이의 뇌에서는 분자 차원의 신경생물학적 반응이 몇 가지 일어나면서 신경 발달에 돌이킬 수 없는 영향을 미치게 된다는 사실이 이 연구를 통하여 밝혀진 것이다.

5. 정신적 문제에 관한 지금까지의 영상 해석 연구

정신적 문제가 발생하지 않은 소수의 학대경험자들의 영상학적 해석 연구

지금까지 정신적 문제를 안고 있는(PTSD나 우울증 등의) 환자들의 뇌 영역의 영상 해석을 통한 연구는 대뇌피질 이상을 포함하여 이미 많이 보고된 바 있다(**표12, 13**). 그러나 정신적 문제를 안고 있는 환자들과는 달리 정신면에서 거의 문제가 없는 학대경험자만을 대상으로 한 연구는 아직 그 수가 많지 않다.

외상 후 스트레스 장애(PTSD) 환자의 뇌 영상 해석

지금까지의 PTSD환자의 뇌 영상 해석에 대한 보고는 크게 피학대 아동 중 PTSD증상이 나타난 소아를 대상으로 한 검토와 과거의 학대 경험이나 다양한 트라우마로 인해 PTSD 증상을 보이는 성인을 대상으로 한 검토로 나눠진다(**표 12**).

피츠버그대학의 드 벨리스(De Bellis)는 학대와 관련하여 PTSD 증상을 보인 소아기와 청년기 환자의 MRI를 검토하였다. 전전두영역이나 우측 측두엽, 뇌량의 크기 감소가 나타나는 한편 상측두회의 크기가 증가하고 좌우의 차이(좌측>우측)가 소실되었음을 확인할 수 있었으며[42]~[44] 또한 대상회전부(帶狀回前部)의 신경세포밀도가 감소해 있다는 사실도 보고하였다[45]. 스탠포드 대학의 캐리온(Carrion)은, PTSD를 보이는 피학대 아동의 전두엽의 좌우 차이가 소실되었다는 것을 보고하면서 PTSD의 결과로 전두엽부의 이상이 나타난다고 강하게 주장하였다[46].

한편 2000년에 PTSD성인환자를 대상으로 했던 검토에서 내측 전전두영역과 편도체는 한쪽의 활성도가 높으면 다른 한쪽의 활성도가 낮은 상반된 관계를 보였다. 동물실험 결과에서는 내측 전전두영역은 공포심을 없애는 것과 관련된다는 것이 밝혀졌다. 따라서 PTSD의 병태를 공포나 트라우마가 잘 소거되지 않은 상태라고 본다면 내측 전전두영역의 기능 부전이 일차적 원인이 되고 있을 가능성도 있다. 또한 자세한 내용은 제 III 장 '해마의 형태적 변화'에서 살펴보도록 하겠지만 엘 대학의 브렘너(Bremner)(현 에머리 대학)는 어렸을 때 경험한 성학대와 관련하여 PTSD 증상이 나타난 성인환자에게서는 좌측 해마의 크기가 감소했다고 보고하였다. 이상에서 살펴 본 바와 같이 지금까지의 연구보고를 통해 우리는 대상회전부 등을 중심으로 다양한 뇌 영역이 PTSD 소아·성인 환자들에게 이상을 초래한다는 것을 알 수 있게 되었다.

우울증 환자의 뇌 영상 해석

우울증의 유형은 단극성, 양극성, 노인성 우울증으로 다양하지만 우울증 환자의 뇌 영상 해석에 대해서는 각각의 유형별로 다양한 연구결과가 보고 되어 왔다(**표 13**).

● 전전두영역

지금까지 우울증 환자들의 두부 MRI나 기능적 MRI, PET에 의한 검토는 많이 보고되어 왔다. 특히 중증 우울증 환자들의 경우 건강한 사람들에 비해 전전두영역(대상회전부, 뇌량슬하영역, 안와전두피질, 전회 등)의 크기 감소나 대사 저하 현상이 인정된다는 보고가 있다[50~52]. 전전두영역에 장애가 발생하면 무감동, 의욕의 결여, 무위, 무기력 등 우울증의 핵심적 증상과 유사한 증상이 나타난다.

이로 보아 전전두영역의 일시적 기능 장애가 우울증에서 일어나고 있고, 우울증에서 볼수 있는 그 외의 증상은 전두엽과 변연계 등과의 기능통합 장해가 발생함으로써 나타나는 결과로 추정하고 있다. 그러나 단극성과 양극성의 차이에 따른 특정 뇌 영역의 명확한 이상은 아직 보고되지 않았다. 또한 노인성 우울증 환자의 경우 건강한 사람들에 비해 안와전두피질의 용적이 적다는 보고도 간간이 있었다. 일련의 기질적 변화가 뇌의 발달장애로서 조울증의 취약성과 관련된 것인지, 혹은 재발을 반복한 결과 생긴 2차적인 기질적 변화인지 아직 결론은 얻지 못한 상태이다.

● 대뇌변연계

우울증 환자를 대상으로 PET를 사용한 연구에서는 좌측 편도체에서의 혈류 증가가 보고되었다[53, 54]. 전전두영역과 편도체 사이에는 같은 쪽에 섬유 연락이 존재하는 것, 또한 편도체가 감정 억제에 깊이 관여한다는 것에서 편도체의 기능 이상이 우울증과 깊이 관련되어 있다는 것을 추정할 수 있다. 한편, 재발성 우울증 환자나 노인성 우울증 환자의 MRI에 의한 검토에서 해마의 크기가 감소해 있는 것을 확인할 수 있었다[55~57]. 특히 미국 국립정신위생연구소(NIMH)의 비스링검(Vythilingam) 등은 32명의 단극성 우울증 환자의 해마의 부피를 아동기에 신체적·성적 학대를 경험한 그룹과 경험하지 않은 그룹으로 나누어 검토하였다. 그 결과 신체적·성적 학대를 경험하여 단극성 우울증 증상이 나타난 환자는 학대 비경험자들에 비해 좌반구의 해마가 18%나 감소해 있다는 것을 알 수 있었다. 또한 학대비경험자들의 좌우양반구의 해마는 건강한 사람들과 차이가 없었다는 점에서 해

표 12. 학대 피해에 의한 외상 후 스트레스 장애(PTSD) 환자들의 다양한 뇌 영상 해석 연구 보고

	보고자(발표연도)	피험자수	피험자연령(범위)
소아	Carrion(2010)	피학대아:16명(학대와 관련한 PTSS), 정상대조:11명	11세(10~17세)
	Carrion(2009)	피학대아:24명(학대와 관련한 PTSD), 정상대조:24명	11세(7~14)
	DeBellis(2002)	피학대아:43명(학대와 관련한 PTSD), 정상대조:61명	12±2세(6.7~17세)
	DeBellis(2002)	피학대아:28명(남14/여14)(학대와 관련한 PTSD), 정상대조:66명	11±3세(4.9~16.5)
	Carrion(2001)	피학대아:24명(남14/여10)(학대와 관련한 PTSD), 정상대조:24명	11세(7~14세)
	DeBellis(1999)	피학대아:44명(학대와 관련한 PTSD), 정상대조:61명	(6.7~17세)
성인	Kitayama(2006)	학대경험자:8명(성학대와 관련한 PTSD) 건강대조자:13명(PTSD 아님)	
	Bremner(2003)	학대경험자:10명(성학대와 관련한 PTSD) PTSD가 아닌 학대경험자:11명	40±6세
	Shin(1999)	학대경험자:8명(성학대와 관련한 PTSD) PTSD가 아닌 학대경험자:11명	37±14세
	Rauch(2003)	학대경험자:9명(트라우마*가 있고 PTSD) 학대경험자:9명(트라우마*가 있으나 PTSD 증상 없음) * 베트남전쟁 중의 종군간호사	52±2세
	Yamasue(2003)	피험자:9명(지하철 사린가스사건과 관련한 PTSD) 피험자:16명(PTSD가 아님)	45±16세
	Fennema(2002)	학대경험자:11명(트라우마**가 있으며 PTSD) 학대경험자:11명(트라우마**가 있으나 PTSD 증상 없음) **배우자에 의한 폭력 피해 여성	34±10세
	Shin(2004)	피험자:17명(베트남 전쟁과 관련한 PTSD) 피험자:19명(베트남전쟁퇴역군인)	52±5세
	Lanius(2003)	학대경험자:10명(트라우마***가 있으며 PTSD) 학대경험자:10명(트라우마***가 있으나 PTSD 증상 없음) ***어린 시절 성학대 혹은 성인이 된 후 자동차 사고	35±12세
	Shin(2001)	피험자:8명(베트남전쟁과 관련한 PTSD) 피험자:8명(베트남전쟁퇴역군인)	51±5세
	Bremner(1997)	피험자:7명(베트남전쟁과 관련한 PTSD), 정상대조:7명	35±12세
	Lauch(1996)	피험자:8명(다양한 트라우마와 관련한 PTSD)	41±3세
	Semple(1993,2000)	피험자:6명(약물의존과 PTSD), 정상대조:7명	43±2세

위 : 대상은 피학대아로서 PTSD 소아환자, 아래 : 학대경험과 트라우마를 경험한 PTSD 성인환자.

(오른쪽으로 이어짐)

검사방법	장애부위	결과
fMRI	해마	기능저하
MRI	전전두영역 교(橋)·소뇌 충부(小腦蟲部)	크기 증가 크기 감소
MRI	좌우의 상측두회(上側頭回) 상측두회회백질(上側頭回灰白質) 상측두회백질(上側頭回白質)	크기 증가, 좌우 차이(좌>우)의 소실 크기 증가, 좌우 차이(좌>우)의 소실 크기 증가
MRI	전전두영역(Brodmann영역 9), 우측두엽(右側頭葉) 전전두피질회백질 뇌 전체와 대뇌 뇌량(腦梁)과 그 내부영역 전두엽부 수핵(前頭葉部髓核)	크기 감소 크기 감소 크기 감소 크기 감소 크기 증가
MRI	전두엽 대뇌 전체	좌우 차이의 소실 용적 감소
MRI	대뇌 전체 뇌량의 시상단부영역(矢狀斷部領域) 뇌량의 정중부(正中部)와 후부영역(後部領域)	크기 감소 크기 감소 크기 감소
MRI	우전대상회(右前帶狀回)	크기 감소
PET	전전두피질(前前頭皮質)(Brodmann영역 9) 대상회전부(帶狀回前部) (Brodmann영역 32) 안와전두피질(眼窩前頭皮質) (Brodmann영역 25) 좌측 해마 편도체	기능이상 기능이상 기능이상 크기 감소 기능이상
PET	안와전두피질, 전측두극(前側頭極) 좌측 하전두회(下前頭回)	뇌 혈류 증가 뇌 혈류 감소
MRI	대상회전부(帶狀回前部) 뇌량하부피질(腦梁下部皮質)(Brodmann영역 25)	크기 감소
MRI	대상회전부(Brodmann영역 32)	크기 감소
MRI	전두부 및 후두부회백질	크기 감소
PET	내측전전두피질(Brodmann영역 9)	뇌 혈류 감소
f-MRI	대상회전부(Brodmann영역 32) 시상(視床)	PTSD환자군에서 활성화 PTSD환자군에서 활성화
f-MRI	대상회전부(Brodmann영역 32)	PTSD 증상이 없는 그룹에서 활성화
PET	전전두피질, 측두엽, 두정엽, 안와전두피질	대사의 저하
PET	좌측 하전두부(下前頭部), 중측두부(中側頭部)	뇌 혈류 감소
PET	안와전두피질(眼窩前頭皮質)	뇌 혈류 증가

표 13. 다양한 영상 해석을 통한 우울증 환자의 대뇌피질 이상에 관한 주요 연구 보고

보고자(발표연도)	우울증의 유형	조사방법	피험자수	피험자연령(범위)
Fallucca,et al(2011)	소아주요우울장애	MRI(T1)	24명(남/여)	10대
Tae, et al(2011)	주요우울장애	MRI(T1)	21명(여)	42±11세
Frodl, et al(2010)	주요우울장애	MRI(T1)	43명(남/여)	44±12세
Takahashi, et al(2010)	주요우울장애	MRI(T1)	29명(남/여)(호전 이전) 27명(남/여)(호전 이후)	32.5세 35.1세
Yuan, et al(2008)	노인성	MRI(T1)	19명(남/여)	67±7세
Hastings, et al(2004)	단극성, 양극성	MRI(T1)	18명(남/여)	불명
Lampe, et al(2003)	단극성, 양극성	MRI(T2)	23명(남/여)	63±11세
Ongur, et al(1998)	단극성, 양극성	부검	58명(남/여)	40±4~56±4세
Coffay, et al(1994)	단극성, 양극성	MRI(T1)	48명(남/여)	불명
Drevets, et al(1997)	단극성, 양극성	MRI(T1)	UP17명(남/여) BP21명(남/여)	35±9세 35±8세
Botteron, et al(2002)	단극성	MRI(T1)	30명(여)	20±2세
Bermner, et al(2002)	단극성	MRI(T2)	15명(남/여)	43±8세
Mayberg, et al(1999)	단극성	PET	8명(여)	36±6세
Mayberg, et al(1999)	단극성	PET	18명(남/여)	45±12세
Biver, et al(1994)	단극성	PET	12명(남/여)	불명
Hirayasu, et al(1999)	양극성	MRI(T1)	41명(남/여)	24±5세
Rajkowska, et al(1999,2001)	양극성	f-MRI, 부검	10명(남/여)	53세(23~86세)
George, et al(1997)	양극성	PET	11명(남/여)	불명
Balmaier, et al(2004)	노인성	MRI(T1)	24명(남/여)	노령자(63~80세)
Macfall, et al(2001)	노인성	MRI(T2)	88명(남/여)	노령자
Lai, et al(2000)	노인성	MRI(T1)	20명(남/여)	노령자
Lee, et al(2003)	노인성	MRI(T2)	41명(남/여)	노령자
Taylor, et al(2003)	노인성	MRI(T2)	87명(남/여)	노령자
Narayan, et al(1999)	지발성	MRI(T1)	불명	노령자
Kumar, et al(1997,1998)	지발성	MRI(T1)	35명(남/여)	노령자

(오른쪽으로 이어짐)

장애 부위	결과
방조거회(傍鳥距回), 후중심회(後中心回) 등	피질이 얇다
해마	크기 감소
해마, 전전두영역(前前頭領域)	크기 감소
도피질(島皮質) 도피질	크기 감소 크기 감소
상전전두영역(上前前頭領域), 중심후회대상회(中心後回帶狀回)	크기 감소 크기 증가
좌측 하대상회전부(下帶狀回前部) (Brodmann영역 24) 뇌량슬하영역(腦梁膝下領域) (Brodmann영역 25)	크기 감소(남성 − 23%, 여성 − 11%)
대뇌회백질	크기 감소는 병의 기간과 관련
하대상회전부(Brodmann영역 24) 뇌량하부피질(Brodmann영역 25)	크기 감소
전전두영역	크기 감소(−7%)
하대상회전부(Brodmann영역 24) 뇌량하부피질(Brodmann영역 25)	크기 감소(단극성 − 48%, 양극성 − 39%)
하대상회전부(Brodmann영역 24) 뇌량하부피질(Brodmann영역 25)	크기 감소(좌 − 22%, 우 − 1%)
직회(直回)	크기 감소(좌우 전부 − 32%)
배외측부전전두피질(背外側部前前頭皮質)(Brodmann영역 9, 46) 뇌량하부대상 전도(前島)	뇌 혈류 감소 뇌 혈류 증가 뇌 혈류 증가
하대상회전부(Brodmann영역 24) 뇌량하부피질(Brodmann영역 25)	대사 저하
복외측부전전두피질(腹外側部前前頭皮質) (Brodmann영역 47)	대사 항진
하대상회전부(Brodmann영역 24) 뇌량하부피질(Brodmann영역 25)	크기 감소
직회 배외측부전전두피질(Brodmann영역 9, 46)	신경세포 밀도 감소
오른쪽 대상회전부(Brodmann영역 24, 25) 좌측 배외측부전전두피질(Brodmann영역 9, 46)	대사 저하
하대상회전부(Brodmann영역 24) 직회 안와전두피질	크기 감소(좌 − 18%, 우 − 20%) 크기 감소(좌 − 19%, 우 − 24%) 크기 감소(좌우 모두 − 12%)
직회	신경세포 밀도 증가
안와전두피질	크기 감소(좌 − 15%, 우 − 12%)
안와전두피질	크기 감소
좌우 전두엽, 좌측 두정엽	크기 감소는 나이와 관련
전전두영역	크기 감소
전전두영역	크기 감소

마의 위축이 우울증에 반드시 특이적으로 나타난다고 단정할 수는 없는 것이라 고찰하고 있다[57]. 어쨌든 만성우울증이나 과도한 스트레스로 시상하부-뇌하수체-부신계가 과도하게 활성화되고 스테로이드 호르몬(당질 코르티코이드)의 과잉분비가 발생하기 때문에 2차적으로 해마의 위축이 나타나는 것으로 보고 있다.

경계성 인격장애 환자의 뇌 영상 해석

지금까지의 연구를 통해 보고된 바에 따르면 성학대, 신체적 학대, 가정 내 폭력 등을 경

표 14. 다양한 영상 해석을 통한 우울증 환자의 대뇌피질 이상에 관한 주요 연구 보고

보고자(발표연도)	조사방법	피험자수
Chanen(2005)	MRI	20명(남/여)
Irie(2007)	MRI	30명(여)
Rusch(2007)	MRI(DTI)	20명(여)
Sala(2011	MRI	15명(남/여)
Hazlett(2005)	MRI	50명(남/여)
Irie(2005)	MRI	30명(여)
Lange(2005)	PET	17명(여)
Schmahl(2004)	PET	20명(여)
Brambilla(2004)	MRI	10명(여)
Rusch(2003)	MRI	20명(여)
Tebartz van Elst(2003)	MRI	8명(여)
Schmahl(2003)	MRI	10명(여)
Soloff(2003)	PET	13명(여)
Juengling(2003)	PET	12명(여)
Donegan(2003)	f- MRI	15명(남/여)
van Elst(2001)	MRS	12명(남/여)
Herpertz(2001)	f- MRI	6명(여)
Driessen(2000)	MRI	21명(여)

험한 사람은 높은 빈도로 경계성 인격 장애가 발생하기 쉬운 것으로 알려져 있다[5), 18), 24)~26)]. 그러므로 경계성 인격장애는 다방면에 걸쳐서 복잡하고 다양한 병태를 포함하고 있다고 말해도 과언이 아니다. 2000년 이후 뇌의 다양한 이상에 대한 보고가 이루어지면서 해마나 편도체의 크기 감소가 두드러짐을 알게 되었다(**표 14**).

독일에 있는 기레드병원의 드리센(Driessen) 등은 21명의 경계성 인격장애 여성 환자를 대상으로 MRI를 검토하여 해마가 16%, 편도체가 8%나 크기가 감소해 있다고 보고하였다[25)]. 또한 독일의 후라이부르그대학의 러쉬(Rusch)도 20명의 경계성 인격장애 여성 환자를 검토한 후 좌측 편도체의 크기가 감소되어 있었다고 보고 하였다[58)]. **편도체는 공포의**

(오른쪽으로 이어짐)

장애부위	결과
안와전두피질	크기 감소
설전부 후중심회	크기 감소 크기 증가
하전두부백질	미세한 구조 이상
해마, 배외측전전두영역	크기 감소
대상회전부, 대상회후부(Brodmann영역 24, 31)	크기 감소
오른쪽 두정엽피질, 해마	크기 감소 좌우의 차이 소실(좌>우)
측두엽 · 두정엽피질	당 대사 저하
오른쪽 배외측부전전두피질(Brodmann영역 44, 45), 오른쪽 대상회전부(Brodmann영역 24), 왼쪽 안와전두피질, 왼쪽 배외측부전전두피질(Brodmann영역 44, 45)	뇌혈류 증가 뇌혈류 증가 뇌혈류 증가 뇌혈류 감소
양쪽 해마 양쪽 피각	크기 감소 크기 증가
왼쪽 편도체	크기 감소
양쪽 해마, 편도체 왼쪽 안와전두피질, 오른쪽 대상회전부	크기 감소 크기 감소
양쪽 해마, 편도체	크기 감소
내측안와전두핍질(Brodmann영역 9, 10, 11)	당 대사 저하
전두엽, 전전두피질 해마, 설부	당 대사 항진 당 대사 저하
왼쪽 편도체	활성화 항진
배외측부전전두피질	NAA 저하
양쪽 편도체 내측외측부전전두피질	혈중산소 농도 상승 활성화 항진
양쪽 해마, 편도체	크기 감소

대상에 대해 공격할 것인가 도피할 것인가 하는 양자 선택에서 반응하여 뇌 안의 중요한 영역에 긴급 신호를 보낸다. 이 편도체의 이상이 경계성 인격장애에서 볼 수 있는 다양한 증상들을 만들어내고 있을 지도 모른다. 그 밖에 경계성 인격장애 환자들에게서 볼 수 있는 기명력 장애 증상이 양쪽 배외측부전전두피질이나 전대상회를 중심으로 한 내측전전두영역, 좌측 측두엽이나 시각야의 설상엽*(cuneus, Brodmann영역19))의 혈류 이상과 관련되어 있었던 것으로 미루어보건대 이 영역들이 경계성 인격장애에서 볼 수 있는 기명력 장애에 영향을 주고 있는 것이 아닐까 하는 보고도 있다[27), 60)].

해리성 정체성 장애 환자의 뇌 영상 해석

해리성 정체성 장애의 생물학적 연구는 아직 다른 정신질환만큼 규명되지는 않았다. 지금까지의 뇌 영상 해석에서는 해리성 정체성 장애 환자가 괴로운 기억의 이미지를 떠올렸을 경우 전전두영역이나 감각통합피질을 중심으로 한 광범위한 뇌 대사의 변화가 일어나거나 대뇌변연계에 억제가 가해진다고 한다[61)]. 뿐만 아니라 시상하부-뇌하수체-부신계나 자율신경계의 기능 조절 이상에 깊이 관련된다고 한다.

한편 해리성 정체성 장애 환자들에서는 괴로운 기억을 떠올리게 했을 때 각기 다른 영역이 작용하고 있다는 것을 알게 됨으로써 하나의 뇌에 둘 이상의 자아가 존재한다는 것을 시사하였다[62)]. 내측전전두영역과 그 후방부를 중심으로 한 영역에 자아를 통합하는 역할이 있는 것으로 보인다. 이 밖에도 어린 시절 성학대를 당한 경험이 있는 해리성 정체성 장애 환자의 기능적 MRI**검토에 따른 사례 보고가 있다[63)].

---

*설상엽(cuneus)

3차시각영역(Brodmann영역 19)에 위치하는 설상부는 삼각형 모양이며 앞쪽은 두정후두구(頭頂後頭溝)에 의해, 아래쪽은 조거구(鳥距溝)에 의해, 그리고 뒤쪽은 대뇌반구내측면의 상연(上緣)에 의해 경계지어져 있다.

**기능적 MRI(functional MRI ; f-MRI)

MRI를 이용한 생체기능 계측 방법. 특정 뇌 활동과 인과관계가 있는 국소 뇌혈류 분포의 변화를 반영하는 공간정보를 가진 신호의 강도 변화를 검출한다. 뇌활동을 간접적으로 계측하여 활성도 지도(activation MAP)를 얻을 수 있다.

문헌

1) 伊東ゆたか. 被虐待児の脳障害－脳波を中心に. 小児科2003;44:392-400.

2) Yamamoto M, Iwata N, Tomoda A, et al. Child emotional and Physical maltreatment and adolescint psychopathology: Acommunity study in Japan. J Commun Psychol 1999;27(4):377-391

3) Widom Cs. Posttraumatic stress disorder in abused and neglected chidren grown up. Am J Psychiatry 1999;156(8):1223-1229.

4) Putnam FW. Ten-year research update review: child sexual abuse. J Am Acad Child Adolesc Psychiatry 2003;42(3):269-278.

5) Katerndahl D, Burge S, Kellogg N. Predictors of development of adult psychopathology in female victims of childhood sexual abuse. J Nerv Ment Dis 2005;193(4):258-264.

6) Roesler TA, McKenzie N. Effects of childhood trauma on psychological functioning in adults sexually abused as children. J Nerv Ment Dis 1994;182(3):145-150.

7) Paolucci EO, Genuis ML, Violato C. A meta-analysis of the published research on the effects of child sexual abuse. J Psychol 2001;135(1):17-36.

8) Danielson CK, de Arellano MA, Kilpatrick DG, et al. Child maltreatment in depressed adolescents: differences in symptomatology based on history of abuse. Child Maltreat 2005;10(1):37-48.

9) 傳田健三. 子どものうつ病. 金剛出版. 2002.

10) Miike T, Tomoda A, Jhodoi T, et al. Learning memorization impairment in childhood chronic fatigue syndrome manifesting as school phobia in Japan. Brain Dev 2004;26(7):442-447.

11) Briere J, Runtz M, Symptomatology associated with childhood sexual victimization in a nonclinical adult sample. Child Abuse Negl 1988;12(1):51-59.

12) Levitan RD, Parikh SV, Lesage AD, et al. Major depression in individuala with a history of childhood Physical or sexual abuse: relationship to neurovegetative features, mania, and gender. Am J Psychiatry 1998;155(12):1746-1752.

13) Schlege S, Steinert H, Bockisch A, et al. Decreased benzodiazepine receptor binding in panic disorder measured by IOMAZENIL-SPECT. A preliminary report. Eur Arch Psychiatry Clin Neurosci 1994;244(1):49-51.

14) Kaschka W, Feistel H, Ebert D. Reduced benzodiazepine receptor binding in panic disorder measured by iomazenil SPECT. J Psychiatr Res 1995;29(5):427-434.

15) Kuikka JT, Pitkanen A, Lepola U, et al. Abnormal regional benzodiazepine receptor uptake in the prefrontal cortex in patients with panic disorder. Nucl Med Commun 1995;16(4):273-280.

16) MacMillan HL, Fleming JE, Streiner DL, et al. Childhood abuse and lifetime Psychopathology in a community sample. Am J psychiatry 2001;158(11):1878-1883.

17) Gibb BE, Butler AC, Beck JS. Childhood abuse, depression, and anxiety in adult Psychiatric outpatients. Depress Anxiety 2003;17(4):226-228.

18) Zlotnick C, Mattia J, Zimmerman M. Clinical features of survivors of sexual abuse with major depression. Child Abuse Negl 2001;25(3):357-367.

19) Linning LM, Kearney CA. Post-traumatic stress disorder in maltreated youth: a study of diagnostic comorbidity and child factors. J interpers Violence 2004;19(10):1087-1101.

20) Wolf DA, Sas L, Wekerle C. Factors associated with the development of post-traumatic stress disorder among child victims of sexual abuse. Child Abuse Negl 1994;18(1):37-50.

21) Briggs L, Joyce PR. What determines post-traumatic stress disorder symptomatology for survivors of childhood sexual abuse? Child Abuse Negl 1997;21(6):575-582.

22) Zlotnick C, begin A, Shea MT, et al. The relationship between characteristics of sexual abuse and dissociative experiences. Compr Psychiatry 1994;35(6);465-470.

23) Chu JA, Frey LM, Ganzel BL, et al. Memories of childhood abuse: dissociation, amnesia, and

corroboration. Am J psychiatry 1999;156(5):749-755.

24) Herman JL, Perry JC, Van der Kolk BA. Childhood trauma in borderline personality disorder. Am J psychiatry 1989;146(4):490-495.

25) Driessen M, Herrmann J, Stahl K, et al. Magnetic resonance imaging volumes of the hippocampus and the amygdala in women with borderline personality disorder and early traumatization. Arch Gen Psychiatry 2000;57(12):1115-1122.

26) Teicher MH, Andersen SL, Polcari A, et al. Developmental neurobiology of childhood stress and trauma. Psychiatr Clin North Am 2002;25(2):397-426, vii-viii.

27) Schmahl CG, Elzinga BM, Vermetten E, et al. Neural correlates of memories of abandonment in women with and without borderline personality disorder. Biol Psychiatry 2003;54(2):142-151.

28) Wexler BE, Lyons L, Lyons H, et al. Physical and sexual abuse during childhood and development of psychiatric illnesses during adulthood. J Nerv Ment Dis 1997;185(8):522-524.

29) Robert AC, Nishimoto RH, Kirk RS. Cocaine abusing women who report sexual abuse: implication for treatment. J social Work Practice in the Addictions 2003;3(1):5-24.

30) Bergen HA, Martin G, Richardson AS, et al. Sexual abuse and suicidal behavior: a model constructed from a large community sample of adolescents. J Am Acad Child Adollesc Psychiatry 2003;42(11):1301-1309.

31) Widom CP, Ames MA. Criminal consequences of childhood sexual victimization. Child Abuse Negl 1994;18(4):303-318.

32) Putnam FW, Trickett PK. Child sexual abuse: a model of chronic trauma. Psychiatry 1993;56(1):82-95.

33) Ito Y, Teicher MH, Glod CA, et al. Increaced prevalence of electrophysiological abnormalities in children with psychological, physical, and sexual abuse. J Neuropsychiatry Clin Neurosci 1993;5(4):401-408.

34) Teicher MH, Glod CA, Surrey J, et al. Jr. Early childhood abuse and limbic system ratings in adult psychiatric outpatients. J Neuropsychiatry Clin Neurosci 1993;5(3):301-306.

35) Teicher MH, Ito Y, Glod CA, et al. Preliminary evidence for abnormal cortical development in physically and sexually abused children using EEG coherence and MRI. Ann N Y Acad Sci 1997;821:160-175.

36) Ito Y, Teicher MH, Glod CA, et al. Preliminary evidence for abnormal cortical development in abused children: a quantitative EEG study. J Neuropsychiatry Clin Neurosci 1998;10(3):298-307.

37) Anderson CM, Teicher MH, Polcari A, et al. Abnormal T2 relaxation time in the cerebellar vermis of adults sexually abused in childhood: potential role of the vermis in stress-enhanced risk for drug abuse. Psychoneuroendocrinology 2002;27(1-2):231-244.

38) Anderson CM, Polcari A, Lowen SB, et al. Effects of methyphenidate of functional magnetic resonance relaxometry of the cerebellar vermis in boys with ADHD. Am J Psychiatry 2002;159(8):1322-1328.

39) Teicher MH, Andersen SL, Polcari A, et al. The neurobiological consequences of early stress and childhood maltreatment. Neurosci Biobehav Rev 2003;27(1-2):33-44.

40) Andersen SL, Teicher MH. Delayed effects of early stress on hippocampal development. Neuropsychopharmacology 2004;29(11):1988-1993.

41) Teicher MH, Dumont NL, Ito Y, et al. Childhood neglect is associated with reduced corpus callosum area. Biol Psychiatry 2004;56(2):80-85.

42) De Bellis MD, Keshavan MS, Clark DB, et al. A.E. Bennett Research Award. Developmental traumatology. Part II : Brain development. Biol Psychiatry 1999;45(10):1271-1284.

43) De Bellis MD. Developmental traumatology: a contributory mechanism for alcohol and substance use disorders. Psychoneuroendocrinology 2002;27(1-2):155-170.

44) De Bellis MD, Keshavan MS, Frustaci K, Shifflett H, Iyengar S, Beers SR, et al. Superior temporal gyrus volumes in maltreated children and adolescents with PTSD. Biol Psychiatry 2002;51(7):544-552.

45) De Bellis MD, Keshavan MS, Spencer S, Hall J. N-Acetylaspartate concentration in the anterior cingulate of maltreated children and adolescents with PTSD. Am J Psychiatry 2000;157(7):1175-1177.

46) Carrion VG, Weems CF, Eliez S, et al. Attenuation of frontal asymmetry in pediatric posttraumatic stress disorder. Biol Psychiatry 2001;50(12):943-951.

47) Semple WE, Goyer PF, McCormik R, et al. higher brain blood flow at amygdala and lower frontal cortex blood flow in PTSD patients with comorbid cocaine and alcohol abuse compared with normal. Psychiatry 2000;63(1)65-74.

48) Rauch SL, Whalen PJ, Shin LM, et al. Exaggerated amygdala response to masked facial stimuli in posttraumatic stress disorder: a functional MRI study. Biol Psychiatry 2000;47(9):769-776.

49) Gilboa A, Shalev AY, Laor L, et al. Functional connectivity of the prefrontal cortex and the amygdala in posttraumatic stress disorder. . Biol Psychiatry 2004; 55(3)263-272.

50) Coffey CE, Wilkinson WE, Weiner RD, et al. Quantitative cerebral anatomy in depression. A controlled magnetic resonance imaging study. Arch Gen Psychiatry 1993;50(1):7-16.

51) Drevets WC, Price JL, Simson JR, et al. Subgenual prefrontal cortex abnormalities in mood disorders. Nature 1997;386(6627):824-827.

52) Hastings RS, Parsey RV, Oquendo MA, et al. Volumetric Analysis of the prefrontal cortex, Amygdala, and Hippocampus in Major Depression. Neuropsychopharmacology 2004.

53) Drevets WC, Videen TO, Price JL, et al. a functional anatomical study of unipolar depression. J Neurosci 1992;12(9):3628-3641.

54) Drevets WC, Raichle ME. Neuroanatomical circuits in depression: implications for treatment mechanisms. Psychopharmacol Bull 1992;28(3):261-274.

55) Sheline YI, Sanghavi M, Mintun MA, et al. Depression duration but not age predicts hippocampal volume loss in medically healthy women with recurrent major depression. J Neurosci 1999;19(12):5034-5043.

56) Steffens DC, Byrum CE, McQuoid DR, et al. Hippocampal Volume in geriatric depression. Biol Psychiatry 2000;48(4):301-309.

57) Vythilingam M, Heim C, Newport J, et al. Childhood trauma associated with smaller hippocampal volume in women with major depression. Am J Psychiatry 2002;159(12):2072-2080.

58) Rusch N, van Elst LT, Ludaescher P, et al. A voxel-based morphometric MRI study in female patients with borderline personality disorder. Neuroimage 2003;20(1):385-392.

59) Herpertz SC, Dietrich TM, Wenning B, et al. Evidence of abnormal amygdala functioning in borderline personality disorder: a functional MRI study. Biol Psychiatry 2001;50(4):292-298.

60) Hazlett EA, New AS, Mewmark R, et al. Reduced anterior and posterior cingulate gray matter in borderline personality disorder. Biol Psychiatry 2005;58(8):614-623.

61) Simeon D. Depersonalisation disorder: a contemporary overview. CNS Drugs 2004;18(6):343-354.

62) Reinders AA, Nijenhuis ER, Paans AM, et al. One brain, two selves. Neuroimage 2003;20(4):2119-2125.

63) Tsai GE, Condie D, Wu MT, et al. Functional magnetic resonance imaging of personality switches in a woman with dissociative identity disorder. Harv Rev Psychiatry 1999;7(2):119-122.

1. 우울증과 세로토닌 트랜스포터(serotonin transporter) 유전자다형(遺傳子多型)과의 관련성

✿ 우울증 증상의 발생과 5HTTLPR(5-HTT gene-Linked Polymorphic Region)

우울증 증상의 발병에 유전자가 관련된다는 보고는 예전부터 있었다. 특히 최근의 연구에서 5HTT이 우울증 증상의 발병과 관련되어 있을 가능성의 하나로 주목 받고 있다. 5HTT(5-hydroxytriptamin transporter)에 인접한 DNA영역의 변이에 의해, 스트레스 부하가 큰 일을 겪었을 때 우울증이 발병하는지 안 하는지가 결정되는 것으로 알려져 있다. 이 5HTTLPR은 세로토닌 트랜스포터 유전자의 프로모터 영역에 존재하며 그 전사활성(傳寫活性)에 영향을 주는 것으로 보고 있다.

사람은 저마다 두 개의 세로토닌 트랜스포터 유전자(allele:대립유전자)를 가지고 있다. 일반적으로 S(짧은 유형), L(긴 유형), XL(특히 긴 유형) 이렇게 세 종류의 대립유전자가 있다. S 대립유전자는 스트레스에 대한 방어력이 가장 약한 유전자 유형이고 반대로 긴 유형은 스트레스 방어력이 가장 강하다. 세로토닌은 뇌 안의 화학전달물질의 하나로 5HTT는 세포 밖으로부터의 활성 세로토닌을 세포 안으로 거둬들이는 작용이 있기 때문에 5HTT의 전사활성이 활발해지면 세로토닌의 활성 저하를 초래할 가능성이 있다고 생각할 수 있다. 그러나 모든 사람이 우울증에 걸린다고는 할 수 없다. 영국의 킹스컬리지런던대학의 캐스피(Caspi) 등은 소아기에 스트레스를 받고 성장한 후에 우울증에 걸리는 확률에 대해 L 대립유전자를 가진 아이보다 스트레스 방어력이 가장 낮은 세로토닌 트랜스포터 유전자 다형의 대립유전자를 1~2개 가진 아이 쪽이 높다고 보고하였다[1]. 생활 속에서 지속되는 강한 스트레스가 비슷하다 하더라도 우울증 저항성이 가장 낮은 유전자를 가진 사람은 방어성이 가장 높은 사람에 비해 우울증 발생률이 2.5배 높아진다고 한다. 유전인자와 환경인자의 상호작용에 의해 우울증 증상이 나타난다는 새로운 견해가 재확인된 셈이다. 그러나 우울증 방지에 있어서의 유전자의 정확한 역할은 아직 밝혀지지 않았다고 한다.

✿ 5HTTLPR과 사회적 지원

한편 엘대학 의학부의 카우프먼(Kaufman)은 101명의 아이들(57명의 피학대아군과 학대력이 없는 대조군)을 대상으로 하여 5HTTLPR의 종류와 사회적 지원(환경 개선이나 심리적 돌봄)의 유무에 따라 우울증의 정도에 차이가 발생하는지 여부를 검토하였다[2]. 어린 시절에 학대를 당한 경험이 있고 또한 우울증 저항성이 가장 낮은 세로토닌 트랜스포터 유전자를 가진 아이라 할지라도 주변의 사회적 지원이 있으면 우울증 발생 위험도를 완화시킨다고 보고하였다. 우울증저항성이 가장 낮은 유전인자와 어린 시절의 학대와 같은 환경인자가 존재하더라도 제대로 된 사회적 보살핌에 의해 우울증이 발생하지 않을 가능성이 있다는 것이다.

2. PTSD와 아세틸콜린에스테라제와의 관련성

이스라엘 예루살렘 대학의 비릭(Birikh[3])는 2003년에 생쥐 실험을 통해 트라우마나 반복되는 정신적 스트레스가 뇌 내부의 화학변화를 일으킨다는 것을 아세틸콜린에스테라제라는 단백질을 사용하여 증명하였다. 그들은 스트레스에 노출된 쥐의 경우 이 아세틸콜린에스테라제라는 뇌내 단백질에 변이가 일어나 신경회로에 장애를 발생하게 된다는 것을 증명하였다. 다시 말해 쥐의 뉴런이 활발한 상태가 되고 계속해서 이상한 전기적 흥분이 일어나 결과적으로 PTSD증상이 생긴다고 추측하였다. PTSD모델 쥐를 사용한 이 연구보고는 PTSD 증상의 발생 기제를 모색한 새로운 식견이라 할 수 있을 것이다. 참고로 뇌내의 아세틸콜린에스테라제의 부족은 알츠하이머와 관련되는 것으로 알려져 있어서 아세틸콜린에스테라제 억제제가 치료제로 이용되고 있다.

3. 양육경험이나 방임과 추후에 나타나는 정신적 문제와의 관련성

⊛ 학대양육경험과 행위장애 발생과의 관련성

학대 당한 경험이 있는 아이가 성장하여 어른이 된 후 일으키는 정신적인 문제인 행동장애(제Ⅱ장에서 상세히 기록한 바 있음)는, 비행을 저지르거나 중도 퇴학을 하기도 하며 계속 일을 하지 않거나 본인이 폭력적인 부모가 되는 경향 등으로 나타난다고 한다[4]. 최근의 보고에서도 계부가 있는 가정에서 자라고, 게다가 두 부모 중 한 사람이 알코올 의존증인 아이의 경우 보통의 가정에서 자란 아이들에 비해 행동장애를 일으키기 쉽다고 하였다[5].

미국의 버지니아커먼웰스대학의 폴리(Foley)등에 의하면 8~17세까지의 쌍생아 집단 중에서 보통의 792 가정에서 추출된 839명의 여아와 741명의 남아, 그리고 83의 계부 가정에서 추출된 99명의 여자와 97명의 남아를 면접을 통해 정신과 질환 증상의 유무에 대해 비교 검토해 보았다. 예를 들어 부모의 특징으로 보면, 보통 가정의 어머니에 비해 계부 가정의 어머니가 알코올 의존증, 우울증, 반사회적 행동과 같은 증상이 나타나기 쉽다는 것을 알 수 있었다. 또한 아버지의 경우도 친아버지에 비해 계부가 알코올 의존증이나 우울증의 증상이 발생하기 쉬운 것으로 나타났다. 또한 계부가 있는 가정에서 자란 아이들은 학대를 당한 빈도가 높고 충동적인 공격성이나 다동이 나타나면서 문제행동을 일으키거나 비행에 이르는, 즉 행동장애라는 진단이 내려지기 쉽다는 것도 알 수 있었다. 특히 여자아이들이 남자아이들에 비해 그 경향이 두드러졌다. 어린 시절의 학대양육경험이 성인이 된 이후의 정신적 문제의 발생에 강하게 영향을 미친다는 것을 보여주는 하나의 증거라 해도 좋을 것이다.

⊛ 방임이 뇌에 미치는 영향

제Ⅰ장에서도 기술한 바와 같이 방임은 부적절한 양육, 즉 아동 유기나 필요한 의식주 및 청결문제와 관련한 보살핌을 제공하지 않음으로써 건강을 해치게 하는 등의 육아 포기를 가리킨다. 지금까지의 연구에서 방임학대 피해아동의 신경생리학적 변화에 대한 견해가 몇 가지 보고된 바 있는데 대뇌의 위축이나 영유아의 뇌의 실질적 크기를 반영하는 두위발육부전(頭圍發育不全) 등이 나타난다고 보고하고 있다. 동물실험에서도 출생초기의 부적절한 양육은 신경생리학적 변이를 초래하는 것으로 알려져 있다[6].

문헌

1) Caspi A, Sugden K, Moffitt TE, et al. Influence of life stress on depression: moderation by a polymorphism in the 5-HTT gene. Science 2003;301(5631):386-389.

2) Kaufuman J, Yang BZ, Douglas-Palumberi H, et al. Social supports and serotonin transporter gene moderate depression in maltreated children. Proc Natl Acad Sci U S A 2004;101(49):17316-17321.

3) Birikh KR, Sklan EH, Shoham S,et al. Interaction of "readthrough" acetylcholinesterase with RACK1 and PKCbeta II correlates with intensified fear-induced conflict behavior. Proc Natl Acad Sci U S A 2003;100(1):283-288.

4) Costello EJ, Foley DL, Angold A. 10-year research update review: the epidemiology of child and adolescent psychiatric disorder: II . Development epidemiology. J Am Acad Child Adolesc Psychiatry 2006;45(1):8-25.

5) Foley DL, Pickles A, Rutter M, et al. Risks for conduct disorder symptoms associated with parental alcoholism in stepfather families versus intact families from a community sample. J Child Psychol Psychiatry 2004;45(4):687-696.

6) Hubel DH, Effects of deprivation on the visual cortex of cat and monkey. Harvey Lect 1978;72:1-51.

학대로 인해 발생하는 뇌의 변화

1. 뇌의 해부

뇌(**그림1, 2**)는 크게 나누어 대뇌, 소뇌, 뇌간으로 구성되어 있으며 척수까지 연결되어 있다.

주요 뇌 영역의 역할

1. 대뇌

대뇌(**그림 1**)는 좌반구와 우반구에서의 기능이 매우 다르다. 일반적으로 언어중추가 있는 쪽을 우위반구, 없는 쪽을 열위반구라 한다. 통상적으로 오른손잡이들의 99%는 왼쪽이 우위반구인 반면 왼손잡이들은 약 절반 정도가 왼쪽이 우위반구, 나머지 절반 정도가 오른쪽이 우위반구인 것으로 알려져 있다. 대뇌의 국재(局在)에 관해서는 아직까지 불명확한 부분도 적지 않다. 대뇌피질의 기능 국재(functional localization of cortex)나 위치를 나타내는 데에는 브로드만(Brodmann)의 대뇌영역이 자주 사용된다. 브로드만은 세포구축학적으로 대뇌피질을 약 52개의 영역으로 나누어 영역별로 번호를 붙였다.

2. 전두엽

전두엽(**그림1, 2**)은 대뇌의 앞 부분이다. 기능상 운동영역(motor area), 전운동영역(premotor area), 전두안영역(frontal eye field), 브로커영역(Broca's area), 전두연합영역(frontal association field)의 각 부분으로 나누어진다. 우위반구의 전두엽전반부는 사고, 자발성(의욕), 성격, 감정, 이성 등의 중심이다. 아이에서 어른으로 성장해 가는 과정에서 전

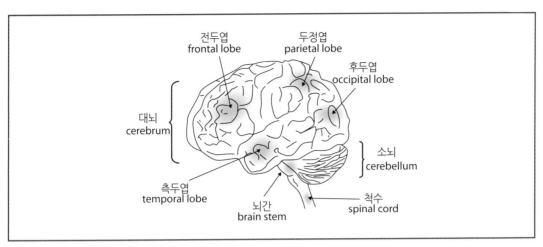

그림 1. 뇌의 해부

뇌는 크게 나누어 대뇌, 소뇌, 뇌간으로 구성되어 있으며 척수까지 연결되어 있다.

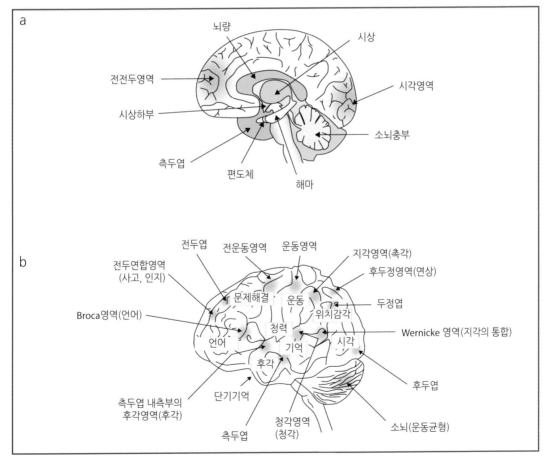

그림 2. 뇌의 영역과 역할

a. 뇌의 해부(시상단矢狀斷), b. 대뇌피질과 각 영역의 역할

두엽이 발달해 간다. 아이가 성장해 갈수록 유치함이 사라지고 사고가 깊어지는 것은 전두엽이 발달해 가기 때문이다. 일설에 의하면 전두엽은 성인이 된 이후에도 계속 발달한다고 한다.

3. 소뇌

소뇌(**그림1, 2**)는 후두부 아래, 목 위쪽에 위치한다. 소뇌는 손발의 매끄러운 움직임이나 몸의 균형을 잡기 위한 근육의 무의식적 움직임을 조절하는 역할을 하는데, 그러한 매끄러운 움직임을 협조운동이라고 한다. 소뇌는 또한 평형, 근육의 긴장, 수의근 운동의 조절도 관장한다.

4. 대뇌변연계

대뇌변연계란 주로 '해마', '편도체' 등으로 구성되어 있으며 측두엽 안쪽에 위치한다. 서로 연결되어 있는 세포핵의 집결체로, 개체의 생명 유지와 종족 유지에 관한 중요한 중핵으로서 기능하며, 정동이나 기억을 조절하여 개체가 외부 세계를 어떻게 해석할 것인가 하는 문제에 깊이 관여한다. 대뇌변연계는 다양한 감정(emotion), 행동(behavior)과 관계된 중요한 부분이다. 개체가 생명을 이어갈 수 있도록 '외부 세계가 얼마나 안전한가' 또는 '얼마나 위험하며, 자신에게 위협이 될 수 있는가' 등을 판단하는 역할을 한다. 변연계 내에서도 장애 부위의 차이에 의해 공격적이 되기도 하고 온순해지기도 하며 성행동의 이상을 보이기도 한다. 대뇌변연계는 해부학적으로는 해마, 해마채, 치상회, 해마구, 해마방회(해마회), 대상회(전부), 편도체(편도핵), 이상엽, 전이상엽, 중격부, 뇌량회백층대각대와 상핵, 후결절, 양하야, 전유유질, 종판방회로 그 영역을 나눌 수 있는데 그 중에서 중요한 것이 '해마'와 '편도체' 이 두 가지 영역이다.

5. 해마

해마는 언어 기억이나 정동 기억을 만들거나 떠올리는 데에 중요한 역할을 한다. 특히 특정한 강한 정동이 일어나는 사건의 기억에 있어서 중요한 영역으로 알려져 있다. 시각, 청각, 신체감각, 미각 등의 다양한 정보는 대뇌피질연합영역에서 처리된 후 해마 옆에 있는 해마방회, 후내야와 같은 피질영역을 경유하여 해마로 들어간다.

6. 편도체

편도체는 기억의 정동 성분(예: 공포 조건화나 공격반응과 관계된 감정)을 만들어내는 것과 관련되어 있어서 외부로부터 들어오는 정보에 대해 상쾌 · 불쾌 등의 본능적 감정에서 가치판단을 내리는 것으로 알려져 있다. 또한 자율신경계에도 관여하여 심장혈관, 호흡, 소화기계의 움직임을 관장하고 있다는 것이 동물 실험을 통해 밝혀졌다. 편도체의 신경세포가 이상 발화 하면 뇌파 이상과 연결되기 쉬운 것으로 알려져 있다[1]. 강한 정신적 스트레스로 의해 편도체의 세포 차원에서 이상 흥분이 한번 일어나면 작은 전기 자극을 긴 시간 동안 계속해서 받는 것과 같은 전기발화(kindling) 현상이 일어나 실제 행동이나 뇌파상에서도 간질성 반응이 일어나기 쉽다는 것이다[2].

> ### 시냅스의 가지치기(pruning)
>
> 불필요한 시냅스를 제거하는 것. 뇌의 중추신경에 어떤 손상이 발생한 경우, 예비적인 역할을 할 것이라고 알려져있다. 사람은 2세경까지, 시냅스의 수가 급속도로 증가하여 그 수가 넉넉할 정도에 이른다. 그 후에, 필요한 시냅스의 연결을 강화시켜 불필요한 시냅스를 제거해나가는 가지치기(pruning)이라 불리는 작업이 진행된다.

7. 뇌량

뇌량(**그림 2a**)은 양쪽 대뇌반구 사이의 정보연락을 담당하는 신경섬유로, 좌우의 대뇌피질을 결합하는 섬유다발이다. 계통발생적으로는 특히 인간에게 매우 발달되어 있으며 일반적으로는 남성에 비해 여성이 큰 것으로 알려져 있다. 뇌량은 어떤 피질의 영역에서 반대쪽의 같은 영역, 혹은 반대쪽의 다른 영역으로 신호를 보낸다. 기능 이상이 일어나면 좌우 대뇌반구의 단절(disconnection)로 설명할 수 있는 신경 이상이 발생한다.

인간의 뇌의 발달

뉴런(신경세포)의 탄생에서 가지치기까지

뇌는 태아기부터 성인기, 노년기에 이르기까지 발달하면서 크게 변화해 간다(**그림 3**). 우선, 뉴런(신경세포)은 대부분 태아기에 생성된다. 그리고 적어도 두 살 무렵까지 시냅스들이 극적으로 만들어진다(시냅스 형성). 그 후 필요한 시냅스의 연결을 강화하고 불필요한 시냅스를 제거해 가는 가지치기(pruning)작업이 이루어진다. 한편 뉴런을 둘러싸고 있는 신경아교세포(glial cell)는 점차 성장하여 미엘린수초라는 것을 만들어 신경세포를 감싸서 보호하는 역할(수초형성)을 한다. 이 수초형성에 의해 신경세포간의 소통이 효율적으로 이루어지는 것으로 보고 있으므로 뇌가 제대로 기능하기 위해서는 신경아교세포의 역할이 불가결하다 할 수 있다. 이러한 신경아교세포가 뇌 전체에 단단히 자리함으로써 뇌가 발달하게 되는 것이다.

시냅스 형성과 가지치기 현상

인간의 대뇌의 발달 과정은 뉴런(신경세포)이 새로 생겨나면 그 표적을 향해 유영해 간다[3](**그림 3**). 목적한 장소에 도달하면 축색이나 수상돌기를 뻗어서 다른 뉴런과 시냅스를 형성한다. 이 시기에 세포예정사(Programmed cell death)가 시작되어 약 50%의 뉴런이 사멸, 탈락한다. 살아남은 뉴런은 더욱 더 많은 돌기를 뻗어서 중요한 신경회로를 만들어 간다. 그러나 너무 많은 시냅스가 형성되므로 결국 뇌 대사에 부하가 걸려 에너지 소모가 심

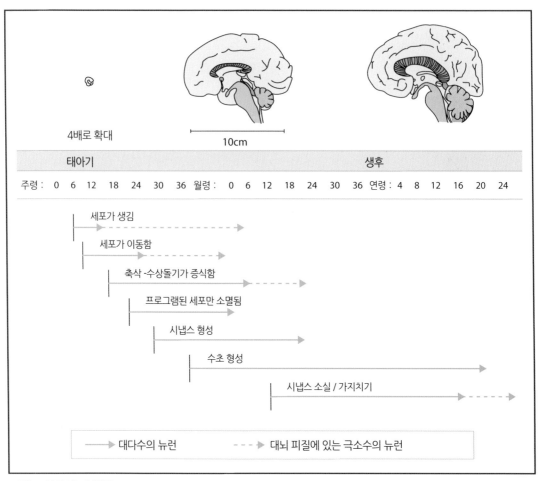

그림 3. 인간의 뇌 발달
인간의 뇌는 태아기부터 성인기, 노년기에 이르기까지 천천히 발달하면서 변화되어, 뉴런(신경세포)의 이동, 축삭/수상돌기의 증식, 시냅스 형성, 수초형성, 시냅스의 가지치기 등 중요한 뇌의 발달에 필수불가결한 과정을 거쳐 사회에 적응하는 뇌가 형성된다.

해져서 오히려 신경전달의 효능이 저하될 위험성이 발생하게 된다. 이에 대응하듯이 생후 1개월 때부터 사춘기, 나아가 청년기까지 과잉상태의 신경회로망의 가지치기가 이루어져 신경전달의 효능이 향상된다. 시냅스의 가지치기가 행해짐으로써 사회에 적응하는 뇌의 형태가 만들어지는 것으로 알려져 있다. 뇌가 가장 유연하다고 할 수 있는 시기에 과도한 스트레스를 많이 받으면 뇌에 여러 가지 변화가 일어나면서 뇌의 발육 · 발달이 늦어지고 경우에 따라서는 일시적으로 정지하기도 한다.

뇌의 발달에 없어서는 안될 두 가지 결정적 요소

반대로 설령 뇌의 발육이 늦어진 경우라 하더라도 뇌의 가소성이라는 점에서 뇌에 적절한 자극을 주어 건강한 변화를 촉진시켜 가면 생기있는 뇌를 만들 수 있다고 할 수 있다. 여기에서 강조하고 싶은 것은 **어릴 때의 정신적 스트레스는 그 후의 뇌의 발달에 있어서 필수불가결한 두 가지 결정적 요소(시냅스 형성 및 수초형성)에 영향을 미친다**는 것이다(어미 쥐에게서 격리된 새끼 쥐의 해마 이상. P59 참조).

학대로 인해 발생하는 뇌의 변화

부신피질 스테로이드가 뇌의 발달을 지연시킨다는 가설

그렇다면 학대는 뇌를 어떻게 변화시키는 것일까? 최근 수 년 간 뇌 영상진단법을 이용한 연구(MRI, PET*, MEG** 등)를 통해 아동학대가 발달과정에 있는 뇌 자체의 기능이나 신경 구조에 영속적인 손상을 일으킨다는 것이 밝혀졌다. 대뇌변연계, 특히 해마에 변화를 초래하기 쉽다는 것이 동물 실험을 통해서도 다수 보고되었다. 필자가 소속되어 있는 맥클레인병원 연구팀의 주임인 테이처(Teicher)는 1980년대 초에 경계성 인격장애 환자를 진단하는 중 그들이 어린 시절에 당한 학대로 인하여 대뇌변연계(제3장 3. 학대당하는 '뇌' 참조)가 제대로 발달하지 못한 것이 아닐까 하는 가설을 세웠다[4]. 어렸을 때 학대를 당하면서 편도체가 과도하게 흥분하게 되거나 대량의 스트레스 호르몬(구체적으로는 부신피질 스테로이드 호르몬)에 노출됨으로써 해마의 발달에 타격을 입은 것이 아닌지를 살펴보고자 한 것이다. 즉 학대로 인한 심적외상이 스트레스 호르몬이나 신경전달물질의 변화를 촉진하고 특히 대뇌변연계와 전두엽 등과 같은, 취약하여 출생 후에도 발달을 계속하는 뇌의 영역에 변화를 일으키기 때문이 아닌가 하는 가설을 1993년에 제창한 것이다.

'학대경험자의 증상과 측두엽간질 증상이 매우 유사하다'는 증거

맥클레인병원의 테이처(Teicher)는 측두엽간질의 다양한 증상이 학대 경험이 있는 정신질환 환자에게서 자주 나타난다는 점에 주목하였다. 측두엽간질의 발작은 복잡부분발작이라고 불리는데 무의식 상태에서 입 주위를 핥거나 손을 가만히 두지 못하고 무언가를 더듬거나 헛손질을 하는 등의 독특한 자동증이나 성격변화가 특징적이다. 또한 발작의 전조

PET(Positron emission tomography)

양전자단층촬영. 여러 종류의 방사성 추적자(tracer-방사성 동위원소)을 사용하여 체내에 주입한 물질의 움직임을 영상화하는 것이 가능해졌다. 예를 들면 FDG-PET는 FDG라 하는 방사성 추적자를 체내에 주사하여 뇌의 당대사량을 영상화한다.

MEG(magnetic encephalogram)

신경자기진단장치. 뇌에서 발생하는 자기를 바탕으로, 뇌파 등에서는 알 수 없는 이상을 검출한다. 주로 간질의 진단, 간질의 외과적 치료의 경계부위를 특정하거나 뇌종양수술 전의 기능분야를 동정하기위해 사용될 수 있다. 뇌파와 비슷하나, 뇌파보다 훨씬 높은 시간, 공간적 정밀성으로 이상이 있는 신경활동부위를 잡아낼 수 있다.

그림 4. 맥클레인병원 정신과 외래환자 253명의 측두엽 간질발작 증상의 평균 점수
학대를 받지 않는 환자와 비교하여, 측두엽 간질발작 증상의 평균점수는 신체적 학대군(성적 학대는 받지 않음)에서는 38% 높고, 성적 학대군(신체적 학대는 받지 않음)에서는 49% 높았다.

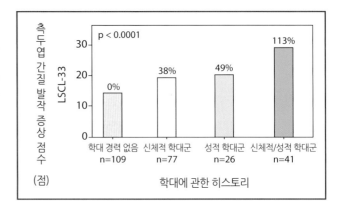

증상으로는 치밀어 오르는 듯한 불쾌감, 아득해지는 듯한 느낌, 공포감 등이 있다. 측두엽 간질 환자들은 이 전조증상으로 발작이 있었다는 것을 자각할 수 있으나 발작의 내용은 전혀 기억하지 못하는 경우가 많다. 일반적으로 측두엽 간질 환자들은 해마와 편도체의 기능에 장애가 있다고 알려져 있다. 측두엽 간질 발작이 일어나면 해마와 편도체에서 폭풍처럼 격렬한 전기신호가 일어나게 되므로 환자들은 의식은 있으나 경련을 비롯한 다양한 증상들을 경험하게 된다. 저림, 현기증, 타진통(역주:이를 톡톡 두드리는 듯한 통증) 등이 갑자기 일어나기도 하고 시선이 한군데 안정되지 못하는 모습을 보이기도 한다. 또한 홍조나 구역질, 위에 구멍이 뚫린듯한 감각 등의 증상이 나타나기도 하며 다양한 유형의 환각이나 망상도 일어난다. 기시감(데자뷰)이나 유체이탈 등의 분리감각도 자주 볼 수 있다.

측두엽간질증상을 측정하는 수치(LSCL-33)

이러한 사실들을 바탕으로, 테이처(Teicher)는 1984년에 어린 시절의 학대경험과 변연계의 기능장애가 어떻게 관련되는지를 살펴보기 위해 환자가 측두엽 간질 같은 증상을 경험한 빈도를 조사하는 질문지 Limbic system check list(LSCL-33)를 고안해 내었다. 측두엽 간질을 의심케 하는 33항목에 대하여 신체 혹은 감각적 이상, 행동 이상 및 기억에 관한 증상을 득점화 함으로써 대뇌변연계의 장애 정도를 파악하려고 시도하였다. 테이처(Teicher)는 그것을 성인정신과 외래환자들을 대상으로 실시하여 253명으로부터 얻은 결과를 정리 발표하였다[4](**그림 4**). 피험자는 정신과 클리닉을 찾아온 성인 환자로, 그들 중 절반 이상이 어렸을 때 신체적·성적 학대를 당한 경험이 있었다. 조사 결과 측두엽 간질 발작 증상의 평균 수치는 학대피해 경험이 없는 환자에 비해 신체적 학대 경험자(성학대 경험은 없는 사람)가 38%, 성학대 경험자(신체적 학대 경험은 없는 사람)가 49% 각각 높은 것으로 나타났다. 한편 성학대와 신체적 학대 두 가지를 모두 경험한 사람은 학대 경험이 없는 사람에 비해 평균수치가 113%나 높게 나타났다. 즉 신체적 혹은 성적 학대를 당했던 사람이 학대 경험이 없었던 대조군에 비해 대뇌변연계 장애의 정도가 크다는 것을 보여주고 있는 것이다.

학대경험은 '가성간질'의 위험인자

베츠(Betts) 등은 1992년에 '성학대'가 측두엽간질증상과는 별개의 가성간질 증상을 일으키는 중요한 위험인자의 하나라고 보고하였다[5]. 일본신경학회 치료 가이드라인에 따르면 심인성 비간질발작은 가성간질 발작, 히스테리성 간질발작이라고도 하며 우울, 불안증상 등이 그 소인이 될 수 있다. 가성간질 발작도 때에 따라서는 외상이나 실금이 일어날 수 있다. 협동성이 없는 사지 운동, 허리가 앞쪽으로 튀어나오는 현상 등은 전반성 강직성 간대발작에서는 볼 수 없는 특징이다. 가성간질 환자의 뇌파에서는 이른바 '간질파'가 나타나지 않는 것이 일반적이긴 하지만 뇌에 어떠한 신경학적 이상이 일어나고 있다는 것은 간단히 추측해 볼 수 있다.

성학대 경험자의 '가성간질' 증상의 발생 빈도

이전부터 아동기의 학대경험과 정신질환 환자의 뇌의 취약성의 관계에 대한 연구 보고들이 종종 있었다. 엘대학(현 에머리대학) 의학부의 데이비스(Davies)는 1978년에 소아기에 친부모로부터 성학대를 받은 경험이 있는 22명의 성인환자를 관찰한 결과 77%가 뇌파 이상을 보였고 36%가 경련 기왕력이 있다고 보고하였다[6]. 뿐만 아니라 인디아나대학 의학부의 보먼(Bowman)도 가성간질로 확정 진단을 받은 27명의 환자들의 병력을 면접을 통해 자세히 조사해 보니 그 중 88%가 트라우마를 안고 있었는데, 성학대 경험자가 77%, 신체적 학대 경험자가 70%를 차지한다고 보고하였다[7]. 이를 보더라도 아동기의 학대가 가성간질을 일으키는 중요한 인자가 된다고 할 수 있을 것이다. 그 밖에 플로리다대학의 디켈(Dikel) 역시 외상 후 스트레스 장애(posttraumatic stress disorder ; PTSD)나 해리성 정체성 장애(dissociative identity disorder; DID)가 어린 시절의 성학대 경험 사이에 밀접한 인과관계가 있다는 것을 지적하고 있다[8].

2. 학대 받은 아이들의 뇌파 이상

변연계의 흥분을 측정하는 뇌전도의 이상

지금까지의 연구를 통해 피학대아(아동학대 경험이 있는 환아)에게서 뇌파이상이 인정된다는 것이 밝혀졌다. 이토(도쿄도 아동상담센터)는 피학대아들은 특히 불현성의 경도 뇌장애를 일으키기 쉽다고 보고하였다[1]. 어렸을 때 학대 경험이 있는 환자(피학대아)의 정신증상이 측두엽 간질 증상과 유사성이 있다고 하는 테이처의 결과[4]를 근거로 하여 신체적, 성적, 심리적 학대가 뇌파이상과 관련되는지 여부에 대해 테이처 맥클레인병원팀의 이토가 아동정신과 입원 환아들을 대상으로 변연계의 흥분을 직접 측정할 수 있는 뇌전도 검사를 실시하였다[9]. 그들은 학대 당한 아이들의 경우 신경생리학적 이상이 많지 않을까 추측하였다. 그래서 입원환아의 진료기록 중에서 학대력과 신경학적(MRI, CT스캔 등의 영

그림 5. 맥클레인병원의 아동정신과 입원환자의 학대경험에 의한 뇌파 이상의 비율
특히 심각한 신체적 학대나 성적학대를 받은 환자의 72%에 뇌파이상(전두엽과 측두엽)이 보였다.

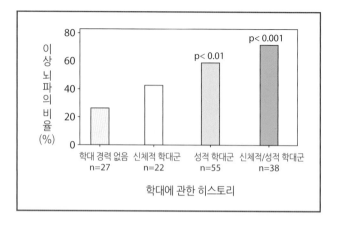

상 분석, 뇌파·뇌전도 등의 신경생리학적 검사, 신경학적 진찰 소견, 신경심리적 검사) 소견을 각각 별도로 평가한 결과, 신경학적 이상이 분명한 11사례를 제외한 104명(평균연령 13세)의 환자 중 54%에게서 뇌파 이상을 볼 수 있었는데 이것은 학대력이 없는 환자의 27%에 비해 상당히 높은 빈도의 이상이었다. 특히 심각한 신체적 학대나 성학대를 당한 아이들의 72%에게서 뇌파 이상(주로 전두엽과 측두엽)을 볼 수 있었다. 대부분의 뇌파 이상 부위는 전두측두부와 두개전반부가 많았으며, 이 영역에 이상이 있었던 것은 학대력이 없는 그룹의 19%에 비해 학대 그룹은 47%로 고빈도로 나타났다. 그런데 놀랍게도 이 뇌파의 이상은 좌반구에서만 나타났으며, 우반구에서는 볼 수 없었다고 보고하고 있다. 더구나 전원이 오른손잡이였다. 이러한 결과는 1978년에 데이비스[6]가 발표한 근친상간의 증례에서 검토된 바 있는 뇌전도의 결과와 완전히 일치하였다.

일본의 피학대아에게서도 명백히 나타난 뇌파 이상

이토는 미국의 피학대아들을 대상으로 실시한 연구와 같은 뇌파 검토를 일본의 피학대아들을 대상으로 실시하였다[1]. 대상은 37명(평균연령11세)의 피학대아로, 그 결과는 피학대아의 거의 절반에 가까운 46%의 아이들에게서 뇌파이상(14&6Hz 양성극파를 제외한 극파(棘波), 극서파결합(棘徐波複合), 예파(銳波)등의 돌발성 이상)이 나타나 대조군의 13%에 비해 이상이 두드러졌다. 즉 인종의 차이와 무관하게 아동기의 학대와 뇌파 이상, 불현성의 경도 뇌장애를 일으킬 가능성이 증명된 것이다.

피학대아의 뇌파 이상은 경과와 함께 출현

또한 그들은 그 피학대아들의 뇌파를 전향적 조사방식으로 검토하였다. 흥미롭게도 첫 번째 뇌파 검사에서 정상이었던 아이들 중 1/3이 경과 중 재검사에서 이상을 보였다. 이러한 검토 결과로 보아 피학대아의 정신 증상의 정도와 상관없이 뇌파 이상이 높은 빈도로 발생한다는 것을 알 수 있었다. 게다가 경과와 함께 뇌파 이상이 나타나는 경우가 많다는

표 1. 해마의 크기 감소에 대한 연구 보고 사례

지금까지의 연구 보고	대상(인원수)	감소율/좌우의 차이
Bremner 등(1997)	PTSD(17), 대조군(17)	−12% 좌반구
Stein(1997)	PTSD/DID(21), 대조군(21)	−5% 좌반구
Dreissen등(2000)	경계형(21), 대조군(21)	−16% 양반구
Vythilingam(2002)	우울증(21), 대조군(14)	−15% 좌반구

소아기 학대로 인해 외상 후 스트레스 장애(PTSD), 해리성 정체성 장애(DID), 경계성 인격장애 또는 주요우울장애가 발생한 성인환자들은 해마의 크기가 작았다.

것도 알 수 있었다. 바꾸어 말하자면 학대가 없어지고 강한 스트레스가 사라졌음에도 불구하고 아주 작은 자극에도 편도체의 과도한 흥분(kindling)이 지속되어 편도체의 이상 활동이 뇌파 이상으로 확인되는 것이 아닌지 추측하고 있다. 어린 시절의 학대 경험으로 인해 보다 많은 정신적 스트레스가 뇌에 악영향을 미칠 가능성이 있는 것이다. 그러나 이토의 보고에 따르면, 뇌파 이상과 사회적 적응도에 있어서는 일정한 경향성을 보이지는 않는 것으로 나타났다.

3. 학대 당하고 있는 '뇌'

해마의 형태적 변화 – 가장 손상되기 쉬운 해마

수많은 뇌의 영역 중에서 스트레스로 인해 가장 큰 타격을 입는 것은 해마이다[10]~[12]. MRI를 사용한 그 이후의 연구에서 어린 시절 학대를 당했던 외상 후 스트레스 장애(PTSD) 환자들은 특히 좌반구의 해마가 작아져 있다는 것을 알 수 있다(**표 1**).

최초로 왼쪽 해마의 크기 변화를 보고한 브렘너(Bremner)

이것은 엘대학의 브렘너가 1997년에 최초로 보고하였다. 외상 후 스트레스 장애(PTSD)으로 고통받는 학대경험자의 좌측 해마는 건강한 사람에 비해 평균 12% 작았으며, 나아가 소아기의 학대 기간이 길면 길수록 좌측 해마의 크기가 작았다. 그러나 우측 해마의 크기는 정상이었다. 그리고 같은 해에 캘리포니아대학 샌디에고캠퍼스의 스테인(Stein)은 어릴 때 잦은 성학대를 당하여 외상 후 스트레스 장애(PTSD)나 해리성 정체성 장애(DID)를 앓게 된 21명의 성인여성의 좌측 해마에 이상이 있다고 보고하였다[14]. 환자군의 좌측 해마가 대조군에 비해 5% 작아서 해마의 크기와 해리성 정체성 장애 증상의 정도에는 명확한 관련성이 있었다. 즉 증상의 정도가 중증일수록 좌측 해마의 크기가 작았던 것이다.

고빈도로 나타나는 좌측 해마의 크기 이상

브렘너의 연구 및 스테인의 연구에서도 우측 해마는 그다지 영향을 받지 않는 것으로 보고 하고 있다. 그 밖에도 독일의 드리센(Driessen) 등은 2000년에 아동학대를 경험한 경계성 인격장애 성인 여성들도 해마의 크기가 정상보다 16% 작고 편도체도 8% 작다고 보고하였다[15]. 그러나 브렘너나 스테인이 보고한 것과 같은 해마 크기의 좌우 차이는 확인되지 않았다. 브렘너는 어린 시절의 학대와 관련된 고통스러운 기억을 떠올리게 하는 PET(positron emission tomography) 스캔 연구에서도 어린 시절 학대를 당했던 외상 후 스트레스 장애(PTSD) 환자들은 좌측 해마의 혈류가 극도로 떨어지는 것으로 나타났다고 보고하였다[16].

피학대아의 해마 크기

한편 아동을 대상으로 한 연구 보고는 아직 그리 많지 않은데, 피츠버그대학 의학부의 드 벨리스(De Bellis)등의 보고(1999년)에 의하면 유아기에 학대를 당하여 외상 후 스트레스 장애(PTSD)으로 고통 받는 44명의 아이들과 비교대조를 위한 61명의 아이들을 MRI를 사용하여 조사해본 결과 해마의 크기에 명확한 차이가 나타났다고 한다[17]. 또한 9명의 외상 후 스트레스 장애(PTSD) 환자를 대상으로 2년 이상 그 경과를 관찰했으나 경과에 따른 해마 크기의 변화는 인정되지 않았다18). 스탠포드대학 의학부의 캐리온(Carrion)도 2001년에 7~14세까지의 PTSD로 고통을 겪는 피학대아 24명(평균연령 11세)을 조사하였는데 해마의 크기에 명확한 차이는 인정되지 않았으며, 오히려 PTSD 환아군에서 전두엽부의 좌우 차이가 없어진다고 보고하였다19). 즉 PTSD에서 해마가 정상적인 크기의 경우도 있을 수 있다는 결과였다(**표 2**).

지속적 성학대 경험을 가진 성인 여성의 해마 크기 검토

필자 등이 당시 소속되어 있었던 연구실(맥클레인병원)에서도 앤더슨(Andersen) 등에

---

* 해리성 정체성 장애(dissociative identity disorder; DID)

둘 이상의 자아(자기동일성)나 인격이 교체되며 나타나는 상태. 해리성 정체성 장애는 다중인격장애라고 했었으나 다중인격의 각각의 '분신'이 '인격'으로서 통합성을 가지고 있다고는 할 수 없으므로 DSM-IV (1994) 이후 진단명이 변경되었다. 해리성 정체성 장애의 성인환자 중 약 97~98%가 소아기에 학대를 당했던 이력을 가지고 있다.

● 해리

갈등 상황에 직면했을 때 그 일에 직접 대응하면 심리적으로 견딜 수 없어서(그렇다고 상정할 수 있으므로) 무의식적으로 그 갈등과 관련된 관념, 감정 등이 나머지 정신 부분으로부터 '분리되어 버리는 것'을 해리(dissociation)라고 한다. 방어 기제(defense mechanism)의 한 종류.

의해 지속적으로 잦은 성학대를 당했던 경험을 가진 성인 여성(18~22세)그룹과 같은 연령대의 성학대경험이 없는 그룹을 비교하는 연구가 이루어졌다[20]. 정신적인 문제를 안고 있는 환자를 연구대상자로 했던 종전의 연구와는 달리 연구대상자를 광고 모집을 통해 일반사회인 중에서 대학생을 선발하여 정신적인 면에서 문제가 거의 없는 사람들만을 검토 대상으로 하였다. 그 결과 양자간의 해마의 크기 차이는 인정되지 않았다(표 3).

어미 쥐로부터 격리된 새끼 쥐의 해마 이상

한편 맥클레인병원의 앤더슨은 스트레스를 받은 새끼 쥐와 대조군의 해마의 시냅스 형성에 차이가 나타나는지를 신경세포의 시냅스소포 등에 국재하는 막단백질로, 시냅스에 특이하게 반응하는 항시냅토피신 항체를 사용하여 조사하였다. 그 조사는 새끼 쥐의 해마에 존재하는 CA세포의 농도를 면역조직염색법을 통해 이루어졌다[20]. 새끼 쥐에게 가해진 스트레스 방법은 생후 2일~20일 사이의 새끼 쥐를 매일 4시간씩 어미 쥐와 분리시켜 사육하는 것(격리 사육)이었다. 그 결과 지속적으로 스트레스를 받은 새끼 쥐(생후60일)의 해마 CA세포에서의 시냅토피신이 발현되는 양은 스트레스를 받지 않았던 대조군의 새끼 쥐에 비해 약 절반 가량 감소해 있었다(그림 6). 게다가 그 영향은 늦은 시기(성인 초기)에 나타났다. 이러한 결과로부터 스트레스를 받은 새끼 쥐의 해마는 수초형성뿐만 아니라 시냅스 형성에 있어서도 저해 받기 쉽다는 것을 예측할 수 있다. 즉 어렸을 때의 정신적 스트레스는 그 후의 뇌의 발달에 있어서 결정적 요소로 작용하는 두 가지인 시냅스 형성과 수초형성에 영향을 줄 가능성이 있다(그림 7). 또한 해마에 미치는 영향은 뒤늦게 나타난다는 것을 쥐 실험을 통해서 알 수 있었다.

표 2. 해마 크기의 감소가 없었던 연구 보고 사례

지금까지의 연구 보고	대상(인원수)	감소율/좌우의 차이
De Bellis 등(1999)	PTSD(44), 대조군(61)	없음
Carrion 등(2001)	PTSD Sx(24), 대조군(24)	없음
De Bellis 등(2002)	PTSD(28), 대조군(66)	없음

PTSD : 외상 후 스트레스 장애, PTSD Sx : 소아기에 성학대를 당한 외상 후 스트레스 장애. 위의 연구들에서는 환자군과 대조군에서 해마의 크기에 유의미한 차이는 인정되지 않았다고 보고하고 있다.

표 3. 잦은 성학대를 지속적으로 받았던 경험이 있는 성인 여성과 대조군의 해마 크기 비교(맥클레인병원의 조사)

영역	학대군(26명)	건강군(24명)	유의미한 차이
좌반구의 해마	132.1+10.0	131.1+11.2	없음
우반구의 해마	124.3+8.9	125.0+10.3	없음

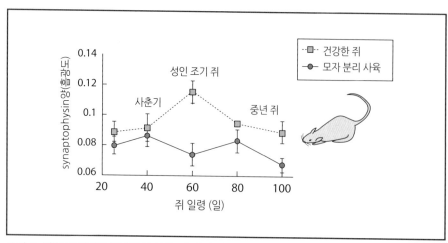

그림 6. 어미 쥐로부터 분리되어 사육 된 새끼 쥐와 건강군의 해마 CA세포에서 시냅스 농도(흡광도 ; synaptophysin의 양)의 차이[20]

아이들의 해마의 크기에서 이상이 적게 나타나는 이유

그렇다면 앞서 기술한 선행연구들에서는 피학대아의 해마가 작다고 보고하고 있는데 드 벨리스이나 캐리온, 테이처 등의 연구 조사에서는 해마의 크기가 건강한 그룹과 큰 차이가 없다는 결과가 나온 이유는 무엇일까? 테이처는 가장 가능성이 높은 해석의 하나로, **스트레스는 해마에 매우 천천히 영향을 미치기 때문에 학대를 당했던 환자가 성장하기까지는 명확한 해부학적 차이가 나타나지 않을 것**이라는 추측을 내어 놓았다. 실제로 나중에 기술할 해마의 '감수성기(sensitive period)해석에서(p. 78 참조) 해마의 크기 변화는 3~5세경의 유아기에 학대라는 정신적 스트레스로부터 가장 영향을 받기 쉽다는 것을 보여주었다. 그러나 그 후로도 서서히 변화를 계속해 가면서 15세가 넘을 즈음에 학대를 당하면 해마의 크기 변화의 제2의 절정에 이르게 된다는 것이 밝혀졌다(**그림22** 및 '학대를 당했던 나이에 따라 뇌가 받게 되는 영향도 달라진다' p. 78 참조). 이러한 사실과 **그림 6**의 어미 쥐와 분리 사육된 쥐에게서 뒤늦게 해마에 이상이 발현된 것을 고려하면 유아기에 시작된 해마의 크기 변화는 그 후로도 서서히 진행되어 사춘기 이후에 명확해지는 것일 지도 모른다는 추측을 해볼 수 있다(Delayed effect ; 뒤늦게 나타나는 영향).

해마의 형태적 변화의 원인

해마의 형태적 변화의 원인은 스트레스호르몬인 코티졸(당질 콜티코이드)이 해마에 끼치는 영향에 기인한다고 알려져 있다. 코티졸은 만성적으로 다량으로 분비되면 뇌 안으로 들어가 신경계의 세포에 직접 작용하여 손상을 입히는 것으로 알려져 있다. PTSD환자의 뇌의 형태적 변화를 연구해 온 브렘너는, 코티졸의 혈중농도가 높은 레벨로 유지되면 해마의 신경세포가 손상을 입게 되고, 그것이 장기화 되면 MRI로 확인 가능한 해마의 형태적

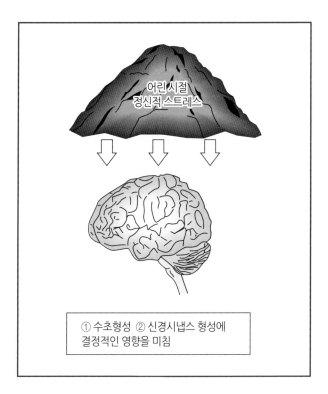

그림 7. 유아기의 정신적 스트레스는 그 후의 뇌 발달에 있어서 결정적 요소로 작용하는 두 가지인 시냅스 형성과 수초형성에 영향을 줄 가능성이 있다.
①수초형성 ②신경시냅스 형성에 결정적인 영향을 미침

변화나 그 영향으로 인한 학습 장애, 기억 장애가 발생 할것이라는 추측을 내놓고 있다[21]. 테이처 등의 검토에서도 지속적이며 잦은 성학대 경험이 있는 대학생 성인 여성(18세~22세)의 기억력을 기억 평가 척도(memory assessment scale ; MAS)를 사용하여 평가해 본 결과, 대조군에 비해 시각기억력(visual memory)이 현저하게 저하되어 있었다[22].

'스트레스가 해마를 손상시킨다'는 증거(동물 실험을 통해)

흥미롭게도, 스트레스가 해마에 손상을 입힌다는 견해는 1980년대 말부터 1990년대에 걸쳐서 이미 동물 실험을 통해 보고된 바 있다. 록펠러대학의 맥퀸(Mcewen)과 스탠포드대학의 새폴스키(Sapolsky)의 동물 실험도 그 예이다[10]~[12], [23]. 해마는 느린 속도로 발달하기 때문에 스트레스에 약할 뿐 아니라 생후에도 새로운 신경세포가 계속해서 성장해 가는 드문 영역의 하나로 알려져 있다. 또한 해마에는 뇌의 다른 영역보다도 스트레스 호르몬인 코티졸의 수용체가 고농도로 분포해 있다. 해마의 거대신경세포는 스트레스 호르몬에 노출되면 변형이 일어나 죽는 경우도 있으며 비교적 작은 과립세포가 만들어지는 것도 스트레스에 의해 억제되는 것으로 알려져 있다.

새끼 쥐로 증명된 스트레스에 의한 GABA 수용체의 서브 유닛의 조성 변화

맥길대학의 캘지(Caldji)와 미니(Meaney), 에머리대학의 플로츠키(Plotsky) 등은 새끼 쥐에게 스트레스를 가하면 해마와 편도체에 존재하는 GABA수용체를 구성하는 서브 유닛의 조성이 변화한다고 보고하였다[24), 25)]. 이 발견은 학대피해자의 뇌파 이상과 대뇌변연계가 흥분하기 쉽다는 테이처의 발견과 완전히 일치하고있다.

그 외의 뇌 영역의 형태적 변화

편도체의 형태적 변화

지금까지의 몇몇 보고에 의하여 대뇌변연계의 주요 구조물의 하나인 편도체의 크기가 작아져 있는 것을 알게 되었다[13), 15)]. 편도체는 앞에서 기술한 바와 같이 기억의 정동 성분, 예를 들어 우울감이나 흥분성, 적의의 감정 등에 관련되는 부위로, 간단히 말하자면 좋고 싫음을 판단하는 중추라 할 수 있다. 마주하고 있는 상대가 자신에게 유리한지 불리한지 그것을 판단하는 중추라고도 할 수 있다. 테이처 맥클레인병원팀의 조사결과에서도 피학대아의 좌측 편도체는 대조군에 비해 평균 9.8% 작았다. 해마와 편도체의 크기에 관한 일련의 연구 결과로 보아 아동기의 잦은 학대가 방아쇠가 되어 대뇌변연계의 이상이 일어날 수 있다고 결론 지어도 좋을 것이다.

전두엽의 형태적 변화

앞서 기술한 바와 같이 스탠포드대학 의학부의 캐리온이 7~14세의 외상 후 스트레스장애(PTSD)으로 고통 받고 있는 피학대 아동 24명(평균연령11세)을 대상으로 검사를 실시하였으나 해마의 크기에서 명확한 차이는 나타나지 않았다. 오히려 2001년에 전두엽부의 좌우 차이에 있어서 대조군에서는 우반구의 전두엽이 좌반구의 전두엽보다 컸으나 PTSD 환자군에서는 좌우차이가 없었다고 보고하였다[19)].

전두엽, 특히 전전두영역에 미치는 영향

거기에서 부각된 것이 전전두영역(**그림 2a**)이라는 학습 및 기억을 관장하는 부분이다. 범죄억제력에는 전전두영역이 중요한 역할을 한다. 즉 전전두영역은 하부 뇌에 억제신호를 보내어 폭주하지 않도록 항상 제동을 거는 역할을 한다. 대뇌신피질의 하부뇌인 변연계(해마, 편도체, 전대상회 등)에 전전두영역이 억제 신호를 발신함으로써 본능적인 욕구나 충동이 억제되는 구조인 것이다.

브로카(Broca)의 언어영역의 이상

그 밖의 PTSD성인환자에게서도 브로커의 언어영역(좌측하전두회)을 중심으로 한 전두엽부가 괴롭고 싫은 기억이 떠올랐을 때 반응하지 않는다는 보고가 있었다. 트라우마를 안고 있는 PTSD환자들은 그 트라우마의 기억이 되살아났을 때 본능적인 판단의 지배를 받게되고 전두엽에 의한 이성적 조절이 힘들어진다고 보고 있다[1].

전대상회에 미치는 영향

대뇌변연계 중에서 전대상회(대상회의 앞쪽 부분)에 가장 먼저 착목한 것이 드 벨리스이다[27]. 그는 MR spectroscopy(Mangetic Resonance Spectroscopy)를 사용하여 PTSD증상을 일으킨 피학대아 11명(평균연령 10세)의 전대상회의 N-아세틸 아스파라긴산이 대조군에 비해 감소해 있었다고 보고하였다. 즉 전대상회의 신경세포의 탈락이 일어나고, 그로인해 신경세포 레벨의 대사 이상이 일어나고 있을 가능성을 시사하였다. 전대상회와 그 주변의 영역은 계획을 세우거나 대립하는 사항들에 대처하는 영역으로, 뇌의 부위가 위험을 감지하고 조기 경계 경보를 발령하여 도피하도록 하게 하는 것으로 알려져 있다[28], [29]. 추가 연구들이 계속되겠지만 지금 현재 학대를 당하여 PTSD가 된 환자들의 전대상회의 이상에 대해서는 라니어스(Lanius), 라우취(Rauch), 브렘너(Bremner)에 의해 이루어진 보고가 있다.

좌반구와 우반구의 균형 이상

아동학대는 좌반구의 문제인가?

테이처 팀은 어린 시절의 학대에 의한 트라우마가 변연계에 영향을 미치는 것은 어느 정도 예측하고 있었다. 그러나 '학대가 좌반구의 뇌전도 이상과 밀접한 관련성이 있다'는 초기에 얻은 결과는 의외의 발견이었으나 매우 중요시해야 할 증거라고 인식하였다. 그러면 어린 시절의 트라우마와 좌우반구의 발달 사이에는 어떤 관계가 있는 것일까? 어렸을 때 학대 경험이 좌우대뇌반구의 성숙 패턴을 저해한다는 것이 최근 몇 년 동안에 밝혀졌다.

피학대 아동의 '뇌파동시성(EEG Coherence)' 이상

테이처 팀의 일원인 이토가 '뇌파동시성'이라는 대뇌피질에 있는 신경회로망에서의 신경전달의 정도를 수치화하는 방법으로 심한 신체적 학대나 성학대를 받았던 15명의 정신질환 환자(아동 또는 청년)와 동일한 연령과 성별의 15명의 건강한 자원봉사자(대조군)들을 비교 검토하였다[33], [34]. 이 뇌파동시성이라는 방법은 뇌의 기능을 조사하는 데에 편리한 뇌파와는 달리 배선이나 회로를 명확히 하여 뇌의 미세한 구조를 조사할 수 있다. 다시 말해 대뇌피질에 있는 신경회로망

> **∗ MR spectroscopy**
>
> MRI를 사용하여 뇌의 화학 조성을 조사할 수 있다. 뇌신경세포에만 포함되는 N-아세틸 아스파라긴산이나 염기성 대사, 미토콘드리아 이상에서 절정을 보이는 유산(lactate) 등을 검출할 수 있다.

에서의 신호 전달의 정도를 수치화하는 특징이 있다. 예를 들어 뇌파동시성이 이상하게 높은 경우는 신경간의 신호 전달이 미숙하다는 증거가 된다.

피학대 아동에게 나타나는 비정상적인 좌반구의 발달 지체

일반적으로 오른손잡이들은 우반구보다 좌반구가 발달되어 있어서 그 크기도 크다. 이토 등은 심한 신체적 학대 혹은 성학대를 경험한 15명의 맥클레인병원에 입원해 있는 정신질환 환자(아동 또는 청년)와 15명의 건강한 자원봉사자들의 뇌파동시성을 비교 검토하였다. 놀랍게도 학대를 경험한 환자들은 전원이 오른손잡이었음에도 불구하고 대조군에 비해 우반구가 크고 좌반구의 발달이 비정상적으로 늦어지고 있었다. 이 발달 지체는 특히 왼쪽 측두엽 부분이 두드러졌다. 15명의 환자들은 모두가 동일한 정신질환은 아니었으나 이 결과는 15명 모두에게 두드러지게 나타났다. 단, 학대를 당했던 환자의 우반구가 특히 발달해 있었던 것은 아니다. 우반구의 발달 정도는 대조군과 별다른 차이가 없었다. 즉, 좌반구의 발달이 크게 지체되어 있었던 것이다.

'피학대 아동의 우반구는 비정상적으로 활성화 되어 있다'는 테이처의 가설

일련의 결과는 '학대와 좌우반구의 발달 사이에 관계가 있다'는 테이처의 가설을 뒷받침하였다. 대뇌의 좌반구는 언어를 이해하거나 표현하는데 사용된다. 한편 우반구는 공간 정보의 처리나 정동, 특히 부정적 정동의 처리나 표현을 주로 맡아서 기능한다. 테이처는 학대 당했던 아이들이 그 괴로운 체험을 우반구에 기억시켜두고 그것을 떠올림으로써 우반구가 활성화되고 있는 것이 아닐까 추측하였다. 이것은 캐나다의 브리티쉬 컬럼비아 대학의 시네이더(Cynader)에 의한 새끼 고양이 실험으로 증명되었다[35].

소아기의 트라우마와 우반구

그렇다면 괴로운 기억은 어느 쪽 뇌를 사용하는 것일까? 이것을 알아보기 위해 맥클레인병원의 같은 연구실에 소속해 있는 쉬퍼(Schiffer)는 1995년에 매우 흥미로운 실험을 생각해냈다[36]. 뇌의 어느 부분이 작용하고 있는 것인가를 조사하기로 한 것이다. 실험에서는 즐겁지도 괴롭지도 않은 중립적 기억을 떠올렸을 때와 어린 시절의 괴로운 기억을 떠올렸을 때 뇌의 어느 쪽 반구가 활성화 되는지를 성인을 대상으로 한 기능적 MRI(f-MRI)를 사용하여 조사하였다. 흥미롭게도 소아기의 학대 경험이 있는 사람들은 중립적 기억을 떠올리고 있을 때에는 압도적으로 좌반구를 사용하고 있었으며, 괴롭고 싫은 기억을 떠올리고 있을 때에는 우반구를 사용하고 있었다(**그림 8**). 한편 대조군에서는 중립적 기억과 괴로운 기억 모두 좌우 양쪽 반구를 같은 정도로 사용하고 있었다. 즉 대조군에서는 반응이 양쪽 반구 사이에서 잘 통합되어 있다고 설명할 수 있다. 쉬퍼의 연구[37]는 소아기의 트라우마가 좌우 양쪽 반구의 통합 부전에 관계된다는 것을 보여주고 있다. 이 연구에서 주목을 받은 것이 뇌량이다.

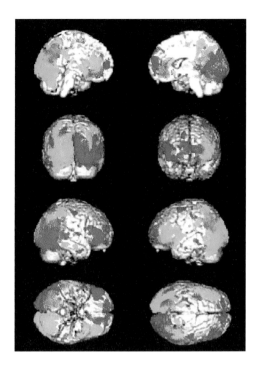

그림 8. 즐겁지도 괴롭지도 않은 중립적 기억을 떠올렸을 때
와 어린 시절의 괴로운 기억을 떠올렸을 때, 피학대자의 뇌의
어느 쪽 반구가 활성화 되는지를 나타낸 기능적 MRI(f-MRI)

소아기의 학대 경험이 있는 사람들은 중립적 기억을 떠올리고 있
을 때에는 압도적으로 좌반구를 사용하고 있었으며(초록색), 괴
롭고 싫은 기억을 떠올리고 있을 때에는 우반구를 사용하고 있었
다(빨간색).

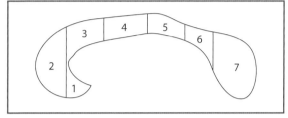

그림 9. 뇌량의 해부학적 구조

1. 뇌량부리(rostrum), 2. 뇌량무릎(genu), 3.뇌량부리체(rostral
body), 4. 뇌량 앞 가운데 몸통(anterior midbody), 5. 뇌량 뒤
가운데 몸통(posterior midbody), 6. 협부(isthmus), 7. 팽대
(splenium). 특히 3~6세까지의 피학대군의 뇌량 중앙부분의 크
기가 건강한 대조군보다 작아져 있었다.

뇌량의 형태적 변화

특히 피학대 남아의 뇌량의 크기가 작아진다.

　　뇌량(corpus callosum)은 양쪽 반구 사이에서 정보를 주고받는 매우 중요한 회로이며, 해
부학적으로는 7개의 영역 즉 뇌량부리(rostrum), 뇌량무릎(genu), 뇌량부리체(rostral body),
뇌량 앞 가운데 동통(anterior midbody), 뇌량 뒤 가운데 동통(posterior midbody), 뇌량협부
(isthmus), 뇌량팽대부(splenium)로 나눌 수 있다(**그림 9**). 소아기의 트라우마가 좌우 양쪽 반
구의 통합부전과 관계되어 있다는 사실을 바탕으로 맥클레인병원 연구팀의 앤더슨은 1997
년에 양쪽 반구 사이에서 정보를 주고받는 중요한 회로인 뇌량을 미국국립정신위생연구소
(NIMH)의 기드(Giedd)와 함께 검토하였다. 대상이 된 것은 아동정신과병동에 입원한 26명
의 남자 아이와 25명의 여자아이로, 그 중 28명이 학대를 당했거나 방임되었던 경험이 있는
환자였으며 건강한 대조군은 115명이었다. 학대나 방임을 당했던 경험이 있는 남자아이들
은 뇌량의 중앙부가 대조군에 비해 확실히 작은 것을 발견하였다(**표 4**). 또한 남자아이들에
게서는 방임이 다른 어떤 학대보다도 각 뇌량 부위의 크기 감소에 큰 영향을 준다는 것을 알
수 있었다(**표 5**). 한편 여자아이들의 뇌량 중앙부의 크기 감소와 가장 밀접한 관련성을 보인
것은 성학대였다.

빨간털원숭이 연구에서도 나타난 뇌량의 크기 변화

　　　　뇌량의 이러한 형태학적 변화에 대해서는 피츠버그대학의 드 벨리스도 1999년에 동일한 연구를 보다 대규모로 실시하여 같은 결과를 얻었다[17), 39)]. 어릴 때의 경험이 뇌량의 발달에 영향을 미친다는 결과는 에머리대학의 산체스(Sanchez)에 의한 빨간털원숭이 연구에서도 확인할 수 있었다[40)]. 생후 2~12개월의 빨간털원숭이를 부모나 집단으로부터 떼어내어 양육한 무리와 그렇지 않은 무리의 두부 MRI의 용적을 비교했더니 전체 뇌의 용적에는 차이가 없었으나 부모나 집단으로부터 떼어내 양육한 무리의 뇌량 뒷부분의 크기가 눈에 띄게 작아져 있었다. 뿐만 아니라 뇌량의 용적과 인지력(인식능력)은 비례 관계가 성립하였다.

표 4. 학대 및 방임의 유무에 따른 피학대 남자아이들 간의 각 뇌량 부위의 크기 비교

뇌량의 부위	학대/방임군	정신질환+비학대군	대조군	차이
1. 뇌량부리	0.306	0.109	0.128	0.1000
2. 뇌량무릎	0.761	0.900	0.864	0.1300
3. 뇌량부리체	0.463	0.615	0.606	0.0020
4. 뇌량 앞 가운데 동통	0.361	0.486	0.523	0.0001
5. 뇌량 뒤 가운데 동통	0.331	0.416	0.429	0.0055
6. 뇌량협부	0.889	1.100	1.152	0.0043
7. 뇌량팽대부	0.403	0.466	0.496	.05450
인원수	13	13	61	

MANCOVA, p<0.0001
학대나 방임 경험이 있는 피학대 남자 아이들은 뇌량의 중앙부가 대조군에 비해 확실히 작았다.

표 5. 피학대 남자아이의 유아기 학대력, 연령과 각 뇌량 부위의 크기 관계(스텝와이즈 다중 회귀분석에 의한 검토)

뇌량의 부위	학대/방임군	성학대군[*5]	방임군[*5]	연령[*6]	PTSD[*5]
1. 뇌량부리	－ －	－ －	−41.7%[*1]	7.4[*4]	－ －
2. 뇌량무릎	－ －	－ －	−29.2%[*2]	－ －	－ －
3.뇌량부리체	－ －	－ －	−33.2%[*2]	－ －	－ －
4.뇌량 앞 가운데 동통	−9.6%[*1]	－ －	−30.7%[*2]	－ －	－ －
5.뇌량 뒤 가운데 동통	－ －	－ －	−40.2%[*2]	1.5%[*1]	－ －
6.뇌량협부	－ －	－ －	−45.7%[*2]	－ －	－ －
7.뇌량팽대부	－ －	−18.3%[*1]	−24.2%[*3]	－ －	－ －

*1 p<0.1, *2 p<0.001, *3 p<0.01, *4< p<0.05
*5 수치는 학대력과 관련된 뇌량 각 부위의 용적 변화(%)로 나타냄
*6 수치는 학대 당한 연령별 용적 변화(%)로 나타냄
방임이 다른 어떤 학대보다도 각 뇌량 부위의 크기 감소에 큰 영향을 준다는 것을 알 수 있었다.

소뇌에 미치는 영향

학대가 소뇌에 미치는 영향에 관한 연구의 힌트가 된 대리모에 의한 새끼원숭이 양육

학대와 뇌의 좌우반구에 관한 지금까지의 연구는 위스콘신대학 매지슨캠퍼스의 할로우(Harlw)가 1950년대에 실시했던 선구적 연구에서 힌트를 얻고 있다[41]. 할로우는 봉제원숭이를 엄마로 여기며 성장한 새끼원숭이와 진짜 어미원숭이에게 양육된 새끼원숭이를 비교하였다. 봉제 원숭이를 어미로 여기며 성장한 원숭이는 사회적으로 이상 행동을 보이고 성체가 되면 매우 공격적이 된다는 할로우의 연구 결과는 너무나도 유명하다(**그림 10**). 또한 할로우의 공동연구자인 루이지애나 델터 영장류 센터의 메이슨(Mason)은 봉제어미원숭이를 새끼원숭이 옆에 놓고 흔들기만 해도 새끼 원숭이의 이상 증상이 조금 완화된다는 매우 흥미로운 발견을 해냈다[42].

스트레스가 소뇌 충부(蟲部)에 미치는 영향

미국 국립 소아건강·인간발달연구소의 프레스캇(Prescott)은 이처럼 흔드는 움직임이 소뇌 중앙에 있는 충부(**그림 11**)라는 부분에 전달된다고 생각하였다. 뇌간 바로 바깥쪽에 위치하는 소뇌 충부에는 다양한 기능이 있는데 특히 주목할 만한 것은 뇌간에 존재하는 '특정한 핵'의 기능을 조절하고 있다는 점이다. 이 핵은 신경전달물질인 노르아드레날린과 도파민의 생산과 분비를 제어하고 있다. 해마와 마찬가지로 충부도 천천히 발달하여 생후에도 신경세

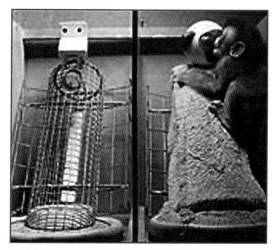

그림 10. 봉제원숭이를 엄마로 여기며 성장한 새끼원숭이
새끼 원숭이는 성장한 후 공격성과 폭력성을 보인다.

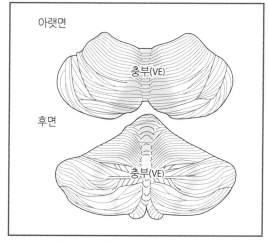

그림 11. 인간의 소뇌 충부 vermis의 해부
최근에야 소뇌 충부의 이상이 조울증, 조현증, 자폐증, 주의력결핍 과잉행동장애(ADHD) 등과 같은 많은 정신 질환과 관련된다는 것을 알게 되었다.

포를 만들어간다. 그렇기 때문에 스트레스호르몬에 대한 수용체의 밀도가 해마보다도 높아서 스트레스호르몬에 노출되면 소뇌 충부의 발육에 큰 영향을 받게 될 것이다.

소뇌충부의 이상과 정신질환의 관련성

최근에야 소뇌충부의 이상이 조울증, 조현증, 자폐증, ADHD등 많은 정신질환과 관련이 있다는 걸 알게되었다.[44-47] 위 질환 등은 유전적 요인이나 태아기의 모체와 태아의 환경 등이 주요요인이라고 여겨지고 있는데 소뇌충부의 이상이 밀접하게 관련되어 있다고 여겨지고 있다. 즉 소뇌충부는 정신건강에 중요한 역할을 하고있다(그림 11).

소뇌 충부의 생화학적 역할

소뇌 충부는 노르아드레날린이나 도파민의 방출을 제어하고 있으며, 그것이 제대로 이루어지지 않으면 우울감이나 정신병, 주의력 결핍, 다동 증상을 일으킬 가능성이 있다. 도파민계가 활성화 되면 좌반구가 우반구보다 활발하게 움직이는 상태로 이행한다. 그런 상황을 '좌반구 우위'라고 한다. 그 때는 사람이 언어로 무언가를 생각하고 있거나 말을 하거나 듣고 있는 상태가 된다. 한편 노르아드레날린계가 활성화되면 우반구 우위의 '정동적' 상태로 이행한다. 신기한 것은 소뇌 충부가 변연계의 전기적 활성을 조정하는 것을 돕고 있어서 소뇌 충부가 활성화 되면 해마나 편도체의 발작을 억제할 수 있다는 것이다. 툴레인 대학의 히스(Heath)는 할로우의 봉제 원숭이를 어미로 하여 자란 원숭이는 해마와 소뇌 충부 바로 옆에 있는 소뇌실정핵에 이상이 있다는 것을 발견하였다[48), 49)]. 히스는 난치성 정신 신경증 환자의 소뇌 충부에 전기 자극을 가했더니 일부에서 발작 빈도가 감소하며 증상이 개선되었다는 것도 보고하였다. 그 결과에 비추어 테이처는 아동학대로 인해 소뇌 충부가 이상을 초래하게 되고 그 결과 변연계의 흥분성이 고조되어 해마에 변성이 일어나는 것이 아닐까 생각하였다.

소뇌 충부의 뇌 혈류의 이상

테이처는 그 가설을 검증하기 위해 우선 맥클레인병원의 뇌영상처리센터의 앤더슨과 공동으로 MRI를 기초로 한 새로운 기능적 이미지인 T2 relaxometry라는 방법을 사용하였다[50), 51)]. T2 relaxometry는 테이처 등의 공동연구팀이 개발한 것으로, 처음에 방사성 트레이서나 콘트라스트를 입히는 염색 없이 안정시의 뇌 안의 국소적 혈류량(CBF)을 모니터 한다. 뇌가 쉬고 있을 때에는 뇌 영역의 신경 활동과 그 활동을 지속시키기 위해 받아들이는 뇌 혈류의 사이에 적당한 균형이

> ＊ T2 relaxometry
>
> 물 분자가 고체 표면과 충돌할 때 완화가 일어난다. 프로톤 완화 시간은 틈새 크기의 정보를 전달해 주기 때문에 완화시간 측정법(relaxometry)에 의하여 뇌 안의 국소적 혈류량(CBF)을 모니터 하여 뇌 영역의 신경 활동과 그 활동을 지속시키기 위해 받아들이는 혈류량을 계측할 수 있게 되었다.

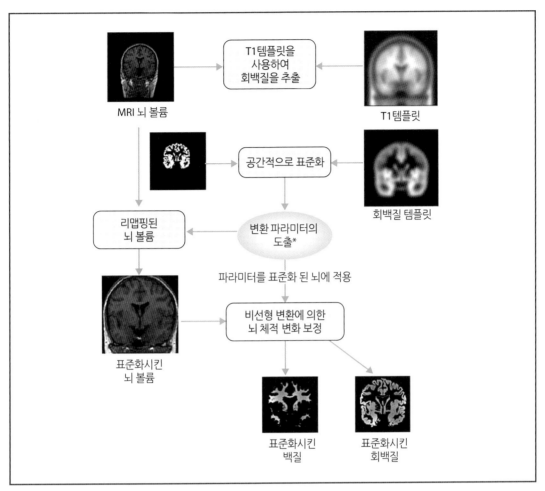

그림 12. VBM에 의한 고해상도 MRI의 전(前)처리 과정

고해상도 MRI는 이러한 전 처리를 거쳐 상세한 형태 정보를 수집한 후 SPM(statistical parametric mapping)을 이용하여 그룹간의 비교가 이루어진다. *변환 파라미터의 도출: 표준화를 위한 파라미터를 추정하는 것

존재한다. 맥클레인병원의 앤더슨은 반복적으로 성학대를 당했던 청년과 대조군의 청년 그룹에서 소뇌 충부의 활성과 변연계의 흥분 정도에 명확한 상관 관계가 있다는 것을 발견해냈다[50]. 이 때 변연계의 흥분 정도는 테이처가 보고한 측두엽 간질 발작의 체크 리스트를 지표로 하였다. 그러나 변연계의 증상 수준이 어느 정도이든 소뇌 충부의 혈류는 트라우마 경험이 있는 사람의 경우는 극단적으로 감소해 있었다. 소뇌 충부의 혈류량이 적다는 것은 그것이 충분한 기능을 하지 못하고 있다는 것을 나타낸다. 일반적으로 학대를 경험한 사람은 측두엽 간질의 체크리스트 수치가 높게 나타나는데, 테이처는 그것이 소뇌 충부가 충분한 제 기능을 못하고 있어서 변연계의 전기적 흥분을 진정시키기 못하고 있기 때문일 것이라고 추측하였다.

시각영역의 영향

VBM에 의한 해석

필자는 2003년에 미국으로 건너가 테이처 연구팀에 합류하게 되었다. 우선 성학대라는 소아기 트라우마가 뇌의 발달에 어떤 영향을 미치는지를 살펴보기 위해 VBM(Voxel Based Morphometry)[52]에 의한 뇌의 형태학적 변화에 관한 영상을 분석하였다. 이 VBM은 고해 상도 MRI를 사용하여 자세한 형태 정보를 수집하고(**그림 12**) 거기에서 얻어진 데이터에 대해 영상통계해석을 실시하는 방법을 사용한다. 즉 VBM은 SPM(Statistical Parametric Mapping)을 사용하여 집단간의 비교(일정한 질환군과 건강대조군 등)를 함으로써 인간이 MRI 사진을 눈으로 읽어서 판단하는 작업에서는 알아내기 어려운 자세한 뇌 형태의 경향 을 알아낼 수 있다. 모든 뇌 영역에 대한 복셀(voxel) 단위의 통계적 검사가 가능해져서, 뇌 형태의 표준화에 의해 얻어진 결과를 3차원 뇌 영상으로 표시할 수 있다.

시각영역의 형태적 변화

이러한 VBM을 사용하여 어렸을 때 성학대를 당했던 여대생 23명과 연령, 인종, 주로 사용하는 손, 학력, 피험자의 생활환경요인(socioeconomic status: 부모의 수입, 직업, 학 력 등 피험자의 출생 후의 뇌 발달에 영향을 미치는 것으로 판단되는 다양한 요인)이 맞는 학대력이 전혀 없으며 정신적으로 문제가 없는 여대생 대조군 14명의 뇌 형태(뇌피질 용 적)의 차이를 비교 검토해 보았더니 학대군에서 좌측 일차시각영역**(Brodmann영역 17) 의 유의미한 용적 감소가 확인되었다(**그림 13**). 특히 두드러지게 용적 감소를 보인 부위는 좌반구의 설상회(Lingual gyrus - Brodmann영역 17)와 하후두회(inferior occipital gyrus - Brodmann 18)이다.

시각영역의 역할

여기에서 후두엽의 피질(시각영역)에 대해 간단히 설명해 두고자 한다. 후두엽의 피질 은 조거열 calcarine fissure)을 감싸고 Brodmann영역 17(일차시각영역)와 Brodmann영역 18, 19(이차시각영역)에 전달된다(**그림 14**). 망막으로부터의 정보는 외측슬상체를 매개로 하여 Brodmann영역 17에 전달된다. Brodmann 18은 17로부터의 임펄스를 받아서 그 의 미를 해석하는 장소로서 대상물의 인지동정에 중요한 작용을 하고 있다. 비생물학적 사항 은 외측부, 하방부에 축적하게 되고 생물학적 사항이나 몸에 관한 정보는 상부에 축적하게 된다. Brodmann영역 19는 영역 17, 영역 18과 연락을 취하여 더욱 복잡한 시각 인식, 공간 인식에 관여하게 된다. 영역 18, 영역 19(이차시각영역)는 다양한 시각의 기능 통합, 인지 와 관련된 장소이다. 따라서 시공간인지장애 등의 시각과 관련된 고도의 인식과 관계하는 장소이다.

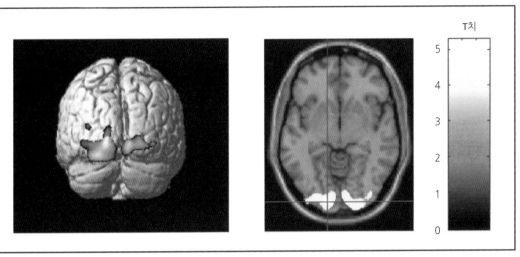

그림 13. 소아기의 성학대 경험이 있는 젊은 성인여성군(23명)과 정상 대조군 여성들(14명)의 VBM을 이용한 뇌피질 용적의 비교 검토

성학대군에서 일차시각영역(Brodmann영역 17)의 유의미한 용적 감소가 확인되었다. 오른쪽의 컬러 띠는 T치*를 나타낸다. 시각영역의 흰색 부분은 용적 감소가 가장 현저한 부위인데 비해 붉은 색 부분은 반대로 용적 감소가 눈에 띄지 않는 부위를 나타낸다.

11세 전(사춘기 이전)의 학대로 인해 일어나는 시각영역의 형태변화

필자 등의 해석은, 어린 시절에 성학대를 당하면 시각영역의 발달에 영향을 미치게 된다는 점을 시사하였다. 이 충격적인 결과는 11세 전(사춘기 이전)까지 학대를 당한 환자에게서 매우 현저히 나타나는 것을 알 수 있었다. 나아가 11세 이전에 성학대를 당한 피해자들의 학대 기간과 왼쪽 일차시각영역의 용적 사이에는 유의미한 반비례 관계가 성립하였다(**그림 15**). 즉 학대를 당한 기간이 길면 길수록 왼쪽 일차시각영역의 용적이 작았다는 것이다.

*T치

두 그룹의 평균의 차를 검정하는 T검정 결과를 나타내는 것. T치가 높을수록 유의미한 차이가 있다.

**일차시각영역

망막에서 정보처리를 끝낸 외부세계로부터의 시각적 신경정보는 시신경을 거쳐 대뇌로 향하는데 일차시각영역은 그 신경정보를 대뇌에서 가장 먼저 받아들이는 장소이다.

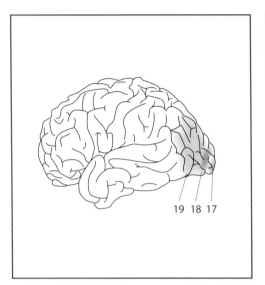

그림 14. 시각영역에서의 Brodmann의 세포 구축 맵

시각영역은 Brodmann영역 17(일차시각영역)과 Brodmann영역 18, 19(이차시각영역)로 나누어진다.

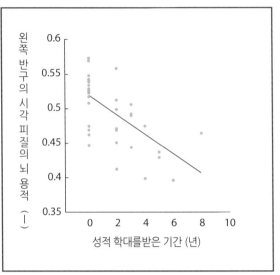

그림 15. 11세 이전 성학대 피해자의 학대기간과 왼쪽 일차 시각영역의 용적 사이에는 유의미한 반비례 관계가 성립

세로축이 11세 이전 성학대 피해군의 좌측 1차 시각 영역의 용적(ℓ), 가로축이 학대 기간(년). 학대 기간이 길면 길수록 왼쪽 일차시각영역의 용적이 작았다.

프리 서퍼를 이용한 시각영역의 연구

또한 VBM과는 다른 프리 서퍼(Free Sufer [cortical surface-based analysis ; 대뇌표면도를 바탕으로 한 뉴로 이미징 해석])(**그림 16**)라는 해석법을 사용하여 다시 한 번 어린 시절에 성학대를 당한 경험이 있는 여대생 23명과 학대력이 없으며 정신적 문제를 안고 있지 않은 정상적인 여대생 대조군(14명)의 뇌 형태(뇌 피질 용적)의 차이를 비교 검토하였다. 프리 서퍼는 미국 메사추세츠 종합병원(MGH)이 개발해낸 영상 분석 소프트이다. 이 해석법을 사용함으로써 대뇌피질의 보다 자세한 부위의 용적이나 피질의 두께 및 표면적을 측정할 수 있다[53]~[55]. 또한 **그림 17**에서 보여주는 바와 같이 대뇌피질은 복잡하게 짜여 있는 많은 도랑 형태의 대뇌구와 그 사이의 융기부인 대뇌회의 구조를 가지고 있으므로 MRI(핵자기공명화상장치)를 사용하여 어느 두 지점간의 거리(**그림 17**의 별표의 거리)를 측정하려고 할 때 종래의 방법으로는 정확한 측정이 불가능했다. 한편 프리 서퍼를 사용하면 이론상 뇌를 구형으로 해서 대뇌피질을 측정하기 때문에 정확한 두 지점간의 거리를 얻을 수 있게 된다.

프리 서퍼를 이용하여 얻은 시각영역의 용적 결과

프리 서퍼를 이용하여 얻은 결과는 성학대피해군이 대조군에 비해 좌반구 시각영역의 용적이 8%나 감소해 있었다. 좀 더 자세히 살펴 보자면, 시각영역을 구성하는 방추상회(fusiform gyrus)의 용적이 18%, 중후두회(middle occipital gyrus)의 용적이 9.5% 감소해 있었다. 또한 우반구 시각영역의 용적도 5%나 감소해 있었다. 그 이유는 시각영역을 구성하

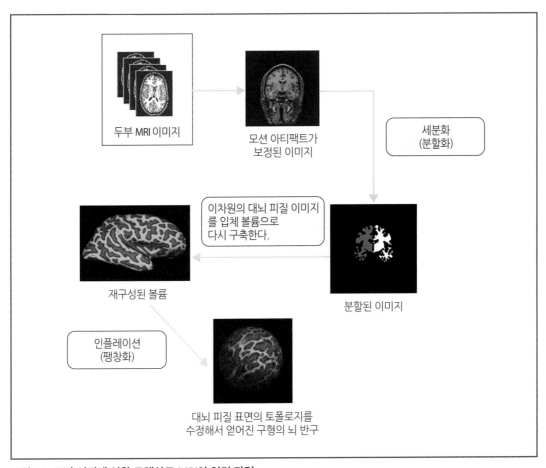

두부 MRI 이미지

모션 아티팩트가
보정된 이미지

세분화
(분할화)

이차원의 대뇌 피질 이미지
를 입체 볼륨으로
다시 구축한다.

재구성된 볼륨

분할된 이미지

인플레이션
(팽창화)

대뇌 피질 표면의 토폴로지를
수정해서 얻어진 구형의 뇌 반구

그림 16. 프리 서퍼에 의한 고해상도 MRI의 처리 과정
이론적으로는 2차원의 두부 MRI 영상을 3차원의 용적으로 재구축하여 좌우 양반구를 원형으로 팽창시킴으로써 보다 정확한 대뇌피질의 표면적(surface area), 두께(thickness), 용적(volume)을 측정할 수 있게 된다.

는 설상회(lingual gyrus)의 용적이 8.9% 감소해 있었기 때문이다(**그림 18**). 특히 방추상회는 얼굴의 인지와 밀접하게 관련되어 있는 것으로 알려져 있다. 이러한 결과들로 볼 때 대단히 흥미로운 것은 두 개의 다른 영상분석법을 사용하더라도 비슷한 결과, 즉 어린 시절의 성학대 경험이 시각영역의 발달에 영향을 미친다는 것을 알 수 있었다는 것이다.

시각영역의 역할과 감수성기

허블(Hubel)과 위젤(Wiesel)의 시각영역에 관한 역사적 발견

임상적으로 시각(시력)의 발달에는 영유아기의 시각적 경험이 매우 중요한 역할을 한다는 것은 이미 오래 전부터 이야기되어 왔다. 예를 들어(태어날 때부터 수정체가 탁해져 있는) 선천적 백내장 환아들은 시력 발달에 지장이 있으므로 생후 1~2개월 안에 수술을 받을 필요가 있다. 그러나 그대로 방치되어 치료가 지연되면 시력을 회복할 가능성은 없어지게 된다고 한다. 또한 어렸을 때 많이 나타나는 사시도 방치해 두면 양안시기능이 발달하지 못하게 된다고 한다. 1981년에 노벨생리학·의학상을 수상한 미국의 과학자 허블

그림 17. 대뇌피질 상의 '외관상의 거리'(두 개의 별표 사이의 거리)
뇌 MRI를 사용하여 대뇌피질(실선)상의 어느 부분의 거리를 측정할 때 종래의 방법으로는 정확한 측정이 불가능했으므로 '외관상의 거리'로 잘못 측정해 버릴 가능성이 있다.

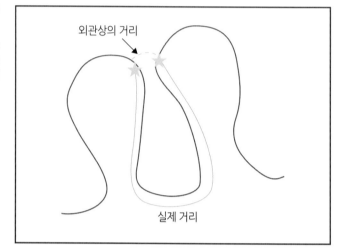

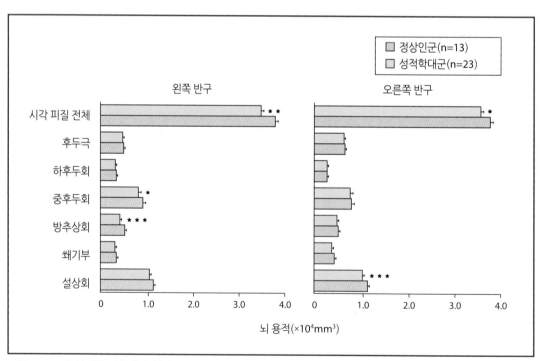

그림 18. 프리 서퍼를 이용하여 살펴 본, 소아기 성학대 경험이 있는 여대생 23명과 건강한 여대생 대조군 14명의 시각영역의 용적 비교
*p⟨0.05, **p⟨0.01, ***p⟨0.005

(hubel)과 위젤(wiesel)(**그림 19**)는 새끼 고양이를 이용한 실험에서 사춘기 이전의 어느 중요한 시기까지 새끼고양이의 눈이 시각적 자극(경험)을 받으면 뇌의 가소성에 의하여 신경회로가 발달하여 정상적인 시각이 완성된다는 것을 발견하였다[56].

시각영역의 가소성과 감수성기

예를 들어 어느 특정시기에만 시각 자극에 의해 가소성이 발현되고 신경회로가 통합되어 시각이 완성된다[57]. 이 시기를 감수성기(sensitive period)라 하는데 그 전후로는 신경회로의 재구성은 일어나지 않는다. 이 중요한 시기에 적절한 시야 자극이 결핍되어 있거나 시각적 스트레스를 받으면 대뇌피질 시각영역의 발달에 강한 영향을 미쳐서 시각장애를 초래하게 된다고 보고하였다. 이러한 사실로 보아 정동적 경험이 시각영역의 발달에 영향을 미치고 있다는 것을 추측할 수 있다.

시각영역의 감수성기는 11세까지

개리(Garey) 등은 인간의 1차 시각영역의 시냅스 밀도는 생후 8개월에 절정에 이르게 되고 11세 무렵 까지는 서서히 성인의 수준으로 줄어든다는 흥미로운 보고를 내놓았다[58], [59]. 그렇다면 시각적 경험이 뇌의 시각영역의 발달에 영향을 주는 것은 고작해야 11살 무렵까지라고 판단해도 좋을 것이다. 우리들의 이번 연구 결과를 통해 사춘기 전의 뇌의 발달 시기에 중대한 트라우마 경험을 함으로써 환자의 일차시각영역에 어떤 이변이 일어났다고 추측할 수 있다. 또한 학대를 당했던 환자의 경우 시각 테스크에 의한 기억력이 저하되어 있다는 것을 앞서 기술한 바 있는데 이 수치도 일차시각영역의 용적과 강한 관련성(비례관계)이 있었다(**그림 20**).

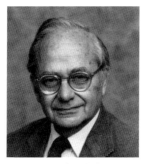
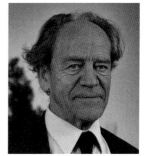

그림 19. **미국 과학자 허블과 위젤**
미국 과학자 허블과 위젤은 새끼고양이의 일차시각 발달에 관한 연구로 노벨 의학·생리학상을 수상하였다.

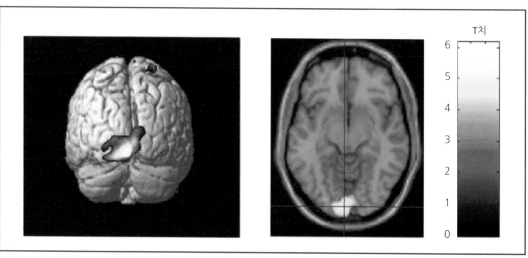

그림 20. 테스크에 의한 기억력과 일차시각영역의 용적간의 강한 관련성(비례관계)
특히 왼쪽 일차시각영역의 용적은 시각 테스크에 의한 기억력과 밀접한 관련이 있다.

1차 시각영역의 역할

수퍼(super) 등의 최근의 연구에 따르면 이 일차시각영역은 워킹 메모리(단기기억, short-term memory : 외부로부터의 정보를 잠시 동안 의식적으로 뇌 안에 저장해 두는 기억의 매커니즘의 일종)에 있어서도 중요한 장소로 인식되고 있다[60]. 일차시각영역의 용적과 시각적 메모리 허용량(visual memory capacity) 사이에는 어떠한 깊은 관련이 있을 수도 있다.

한편 왼쪽 일차시각영역이 부활(賦活)영역으로서 나타나는 시각인지과학적 실험에 Global-local attention의 이야기가 있다[61]~[63]. 이것은 큰 S(global)가 작은 H(local)라는 알파벳으로 구성되어 있을(즉 S라는 숫자가 H라는 숫자를 여러 개 사용하여 쓰여 있을) 때 global과 local 중 어느 한쪽으로 주의를 기울이는 과제이다(**그림 21**). 이 때 왼쪽 일차시각영역은 local에 대한 attention에 관여하고 있다는 것을 로버트슨(Robertson)이나 램(Lamb) 등의 연구 보고에서 확인할 수 있다[64]~[70]. 또한 핑크(Fink)는 오른쪽 시각영역은 전체상을 파악하기 위해 기능하고 왼쪽 시각영역은 자세한 상을 파악하기 위해 기능한다는 것을 밝혀냈다[61]. 이러한 사실들로 보아 필자는 성학대를 당한 피학대아의 뇌, 특히 시각영역 부분은 자세한 상을 무의식적으로 '보지 않도록' '적응'해 가는 것이 아닐까 하고 추측하고 있다. 잔혹한 성학대를 반복적으로 당했던 아이들이 트라우마적인 일의 세세한 것들을 '보는 것'에 대해 '뚜껑'을 닫아버렸다는 표현이 아닐까?

알려져 있지 않은 시각영역의 의외의 역할

네덜란드의 암스테르담대학의 수퍼(Super)는 외부 세계로부터의 시각 자극을 가장 면

```
HHHHH              E E E E E
H                  E
HHHHH              E E E E E
       H                   E
HHHHH              E E E E E
```

그림 21. Global-local attention의 샘플
왼쪽은 큰 S(global)가 작은 H(local)라는 알파벳으로 구성되어 있고, 오른쪽은 큰 S(global)가 작은 E(local)라는 알파벳으로 구성되어 있음을 알 수 있다.

저 받아들이는 장소인 일차시각영역은 시각적 지각(눈으로 봄으로써 들어오는 외부 세계로부터의 정보)이나 워킹 메모리 등의 인지 과정에 중요한 역할을 하고 있다는 것을 보고하였다[60]. 필자 등이 실시했던 시각 태스크에 의한 기억력 과제에서 학대력이 있는 사람뿐만 아니라 학대력이 없는 대조군에서도 시각 태스크에 의한 기억력의 점수와 일차시각영역의 용적에 밀접한 관련성이 있다는 것이 인정되었다. 이로 미루어볼 때 일차시각영역의 용적은 단순히 학대에 의한 병적 결과에만 관련되어 있는 것이 아니라 외부로부터의 시각적 지각의 허용량과도 관련되어 있음을 시사하고 있다.

트라우마 체험에 대한 기억이 환기될 때 시각영역과 변연계의 차이

이스라엘의 텔아비브 소라스키 메디컬센터의 핸들러(Hendler)는 트라우마 체험을 가진 20명의 퇴역군인(10명은 PTSD환자, 10명은 PTSD 진단 기준에 부합되지 않는 사람)을 대상으로 기능적 MRI를 검토하였다[71]. 그 결과 PTSD환자에게서는 전쟁 장면의 사진을 보여주었을 때 시각영역의 뇌 활동이 일어났다. 이에 비해 편도체의 뇌 활동은 전쟁 장면과 무관하게 일어났다. 이와 같은 편도체와 시각영역의 다른 감수성으로 인해, 괴로운 체험을 기억해 두었다가 다시 그 기억이 환기될 때에 변연계(편도체)와 시각영역은 명확히 다른 역할을 담당하고 있다는 것을 알게 되었다. 또한 2005년 12월, 월스트리트저널지에는 시각영역의 다른 측면이 소개되었다. 맹인의 시각영역은 브레일식 점자를 사용하여 책을 낭독할 때 촉각의 역할을 담당하고 있다는 것을 1996년에 이루어진 기능적 MRI(f-MRI)의 연구를 통해 알게 된 것이다. 아무래도 시각영역은 다양한 job hopper*로서 기능하고 있는 것으로 보인다.

*Job hopper

Job hopper는 최근 들어 사용되고 있는 신조어로, 원래는 직업을 전전하며 무수히 바뀌는 것을 말한다. 특히 자신의 능력을 신장시키기 위해서가 아니라 명확한 장래에 대한 의지가 없이 직업을 전전하는 사람을 가리키는 경우에 사용된다. 본문중에 언급한 바와 같이 시각영역 영역은 시각에 관한 기능뿐만 아니아 다양한 역할을 담당하고 있는 것으로 보인다.

뇌의 발달과 감수성기

감수성기란?

　　그러면 학대라는 극단적인 스트레스를 경험한 아이들의 뇌는 해가 거듭 될수록 어떻게 변화해 갈까? 지금까지의 연구에 따르면 뇌의 발단은 환경 인자에 강한 영향을 받는다. 뇌의 발달 과정에는 특히 언어나 시각 등의 능력이 발달하는 특별한 시기가 있다. 그 과정에서 언어, 시각 등과 관련된 각각 다른 영역이 각기 고유한 시기에 유아기의 체험, 예를 들어 스트레스 등으로 영향을 받는 시기가 있는데 이 시기를 '감수성기(sensitive period)라고 한다. 이것을 뒷받침하는 연구가 있다. 111명의 루마니아 고아들을 대상으로 한 연구에서 생후 6개월 이전에 입양되어 이른 시기에 적절한 생활환경을 찾게 되면 그보다 늦게 입양되는 경우보다 그 후의 발달이나 두위(頭圍)의 개선이 뚜렷하여 입양시의 연령이 입양아의 뇌의 발달에 영향을 미치는 중요한 요소라는 것을 알게 되었다[72]. 이 외에도 Hubel과 Wiesel은 새끼고양이를 이용한 실험에서 새끼 고양이에게 온통 줄무늬로만 된 환경을 스트레스로 주었을 때 시각영역에 영향이 미치면서 시력이 상실되었지만(고양이의)사춘기에 해당하는 시기 이후에 동일한 환경의 스트레스를 주었다면 시력 상실이 발생하지 않는다는 것을 증명하였다[56].

학대 경험 연령에 따라 뇌에 미치는 영향이 달라진다.

　　그렇다면 학대 연령에 따라 피학대아들의 뇌에 미치는 영향은 어떻게 달라지는가? 필자 등은 이 명제에 접근하기 위해 VBM과는 다른 방법으로 뇌 피질의 두께 등을 계측할 수 있는 프리 서퍼[53), 54), 73)]를 사용하여 성학대를 당했던 연령에 따른 뇌의 용적을 검토하였다. 대상은 광고를 통해 모집한 자원봉사자 720명 중 스크리닝을 통해 성학대력이 있는 젊은 성인 여성 26명과 동일한 연령대의 성학대력이 없는 건강한 여성 17명을 선발하였다(전원 대학생).

　　성학대를 당했던 시기(연령)에 따른 피학대자의 국소 뇌회백질 용적을 다중회귀분석으로 검토한 결과, 피학대 스트레스로 인해 다양한 국소 뇌 발달에 손상을 입는 데는 각각 특이한 시기(감수성기)가 있다는 것을 알 수 있었다(**그림 22, 표 6**). 해마는 유아기(3~5세경)에, 뇌량은 사춘기 이전(9~10세경)에, 나아가 전두엽은 사춘기 이후(14~16세경)로 가장 늦은 시기의 트라우마로 인해 심각한 영향을 받는다는 것도 알게 되었다[74]. 이러한 결과는 학대라는 극단적인 스트레스로 인해 각각의 뇌 부위의 발달에 손상을 입는 데에는 각 부위에 따라 중요한 시기, 즉 민감기가 있으며, 전전두영역은 가장 늦은 시기(14세경)의 트라우마로에 특히 심각한 영향을 받는다는 것을 시사하고 있다.

감수성기의 규명

　　그림 23~25의 세 개의 그래프는 성학대를 당했던 연령에 따른 해마, 뇌량, 전전두영역

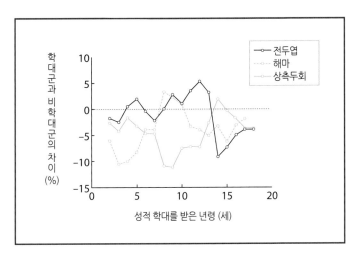

그림 22. 뇌의 각 부위(전전두영역, 해마 및 상측두회)의 감수성기

그래프는 유아기에 성학대를 받았던 젊은 성인 43명의 뇌의 각 부위 용적을 비학대군과 연령에 따라 비교한 것인데, 뇌 부위에 따라 '성학대'라는 스트레스를 받았던 감수성기가 달라진다는 것을 알 수 있다.

표 6. 피학대 시기의 차이에 따른 국소 뇌 용적의 감수성기 분석(다중회귀분석)의 결과

항목	해마		뇌량		전전두피질	
	β회전	ρ치	β회전	ρ치	β회전	ρ치
통제군 뇌용적	0.415	0.001	0.508	0.002	0.655	0.00005
국소뇌용적(피학대기 : 3~5세)	−0.566	0.0004	−0.19	0.25	−0.02	0.9
국소뇌용적(피학대기 : 6~8세)	0.313	0.17	0.251	0.33	0.102	0.62
국소뇌용적(피학대기 : 9~10세)	0.036	0.83	−0.422	0.03	−0.13	0.45
국소뇌용적(피학대기 : 11~13세)	−0.308	0.054	−0.121	0.5	0.094	0.55
국소뇌용적(피학대기 : 14~16세)	−0.058	0.67	−0.041	0.8	0.386	0.009
사회, 경제적 환경	−0.048	0.77	−0.232	0.2	0.148	0.28
우울증 과거력	−0.254	0.18	−0.141	0.47	0.112	0.58
PTSD 과거력	0.011	0.93	0.031	0.85	−0.11	0.43
단어 리스트 재생 과제	0.452	0.002				
전체적인 상관 관계	−0.837	0.00002	0.691	0.01	0.798	0.0005

*두개내 용적, 정중시상면 면적, 회백질 용적 순

(전두엽)의 각각의 용적 변화를 그 연령대 이외에 학대를 당한 그룹의 용적과 비교하여(평균차분으로서 산출), 시간이 흐름에 따라 어떻게 변화해 가는지를 나타낸 것이다. 유아기(4세 경)에 학대를 당했던 증례에서는 해마의 용적이 8.1%나 감소해 있었다. 10세 경에 학대를 당했던 증례에서는 뇌량간부의 용적이 22.4%나 감소해 있었다. 사춘기(14세 경)에 학대를 당했던 증례에서는 전전두영역의 용적이 5.8%나 감소해 있었다. 앞서 기술한 **그림 22**와 마찬가지로, 뇌 부위에 따라 '성학대'라는 스트레스를 받았던 감수성기가 각각 달라진다는 것을 알 수 있다.

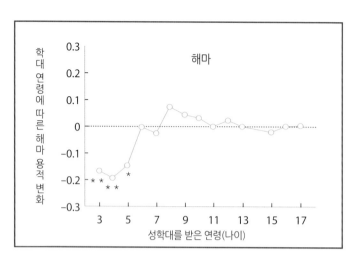

그림 23. 학대 당했던 연령에 따른 해마의 용적 변화(효과의 크기)

가로축: 성학대를 받았던 연령, 세로축: 각각 특정 연령에서 학대를 받았던 그룹의 해마의 용적과, 그 특정 연령 이외에 학대를 받았던 그룹의 해마 용적의 평균차이의 effect size*(효과의 크기)를 나타낸다. 유아기(4세 경)에 학대를 받았던 증례에서는 해마의 용적이 8.1% 감소해 있었다.

*p<0.05

**P<0.01

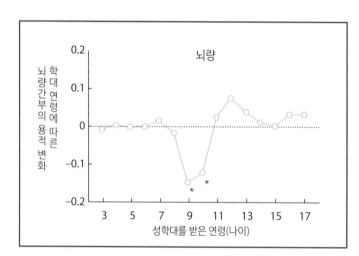

그림 24. 학대 당했던 연령에 따른 뇌량 간부의 용적 변화(효과의 크기)

가로축: 성학대를 받았던 연령, 세로축: 각각 특정 연령에서 학대를 받았던 그룹의 뇌량간부의 용적과 그 특정 연령 이외에 학대를 받았던 그룹의 뇌량간부 용적의 평균차이의 effect size*(효과의 크기)를 나타낸다. 학동기(10세경)에 학대를 받았던 증례에서는 뇌량간부의 용적이 22.4%나 감소되어 있었다.

*p<0.05

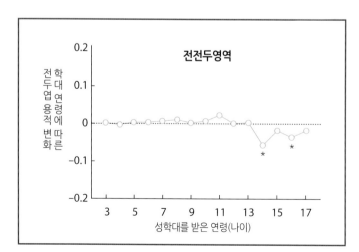

그림 25. 학대 당했던 연령에 따른 전전두영역의 용적 변화(효과의 크기)

가로축: 성학대를 받았던 연령, 세로축: 각각 특정 연령에서 학대를 받았던 그룹의 전전두영역의 용적과 그 특정 연령 이외에 학대를 받았던 그룹의 전전두영역 용적의 평균차분의 effect size*(효과의 크기)를 나타낸다.

*p<0.05

시각영역의 발달에 있어서의 감수성기

캐나다의 맥마스터대학의 르위스(Lewis)와 마우러(Maurer) 팀은 선천적인 시각 장애(선천성 백내장)를 가진 아이들과 시각장애가 없이 정상적으로 발달한 아이들을 오랜 세월에 걸쳐 관찰함으로써 사물을 보는 능력, 이른바 '시력'이나 빛을 감지하는 능력과 밀접하게 관련되는 시각영역의 발달에 있어서의 감수성기를 조사하였다. 그 결과 시각 장애가 없는 정상아의 시각영역의 발달의 감수성기는 6~8세 경까지 존재한다는 것이 판명되었다. 한편 유아기(생후 6개월 경)에 시력 장애가 발생하면 그 후의 정상적인 시력의 획득과 빛의 자극에 대한 감수성의 발달에 저해를 일으키는 것으로 알려져 있으나 그러한 시각장애자의 감수성기는 정상아의 시각영역 발달에 있어서의 감수성기보다 늦은 10~13세 경까지 존재하는 것으로 나타났다[57]. 또한 일률적으로 '시력'이라고는 해도 기능이 다르면 각각의 감수성기도 달라진다고 한다.

학대로 인한 시각영역 발달에 있어서의 감수성기

필자 등의 MRI 영상 분석 결과로는 11세 이전에 성학대를 당했던 증례의 학대 기간과 왼쪽 일차시각영역의 용적 사이에는 유의미한 반비례 관계가 성립한다는 것이 인정되었다. 그러나 12세 이후에 성학대를 당했던 증례의 학대 기간과 왼쪽 일차시각영역의 용적 사이에는 어떠한 관련성도 인정되지 않았던 것으로 보아 Hubel과 Weise가 보고한 새끼고양이의 감수성기 연구 결과와 마찬가지로 시각영역의 형태학적 변화가 사춘기 이전 시기까지의 정신적 스트레스라는 자극(경험)에 의해서 생기는 것으로 판단된다.

폭언 학대(verbal abuse)가 뇌에 미치는 영향

폭언 학대란?

폭언에 의한 아동학대를 폭언 학대(verbal abuse)라 한다. 부모들의 폭언이 아이들에게 일상적으로 자행되는 행위는 정신적 학대로서 미국에서는 높은 빈도로 신고되고 있다. 폭언 학대가 왜 이렇게까지 문제가 되는 것일까? 미국인들의 경우 부모의 63%가 친자식에게(훈육의 수위를 넘어선) 언어 폭력을 휘둘렀다고 고백하고 있다[75]. 이런 체험을 가진 아이에게는 과도한 불안감, 울부짖음, 겁에 질림, 수면장애, 우울, 은둔형 외톨이, 학교에 잘 적응하지 못하는 등 여러 가지 문제가 나타날 수 있다[76], [77].

부모들의 폭언 학대로 고통 받는 아이들의 뇌에는 어떤 형태학적 변화가 나타날까? 필자 등은 소아기에 당했던 폭언에 의한 학대 에피소드가 피학대아의 뇌에 어떤 영향을 일으키는지를 검토하기 위해 피폭언 학대자를 대상으로 고해상도 MRI의 형태영상해석을 실시하였다[78].

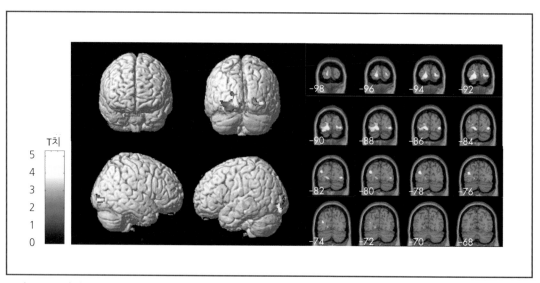

그림 26. 소아기 폭언 학대를 당했던 젊은 성인군(21명)과 건강한 대조자군(19명)의 고해상도 MRI 영상(voxel-based mophometry)에 의한 뇌피질 용적의 비교 검토
피폭언 학대군에서는 왼쪽 청각영역(22)에 유의미한 용적 증가가 있었다.

폭언 학대가 뇌에 영향을 미친다

피험자는 일반시민들을 대상으로 광고를 통해 모집한 1,455명 중 스크리닝을 거쳐 소아기에 부모로부터 폭언 학대를 당했으나 성학대나 신체적 학대를 당하지 않은 미국인 남녀 21명(18~25세)과 연령, 민족, 주로 쓰는 손, 학력, 생활환경 요인이 비슷하며 학대력이 전혀 없고 정신적 문제가 없는 정상 대조자 19명을 대상으로 VBM이라는 수단을 사용하여 뇌 회백질 용적의 비교 검토를 실시하였다. MRI 영상은 3T Siemens Trio MRI system으로 얻은 고해상도 T1 강조상을 사용하였다.

흥미롭게도 폭언 학대를 당했던 그룹에서는 그렇지 않은 대조군에 비해 좌반구의 상측두회 회백질의 용적이 14.1%나 유의미하게 증가해 있었다(그림 26). 또한 폭언 정도를 점수화 한 평가법(Parental Verbal Aggression Scale)(표7)에 의한 검토에서는 동정(同定)된 좌상측두회 용적은 어머니(β=0.54, ρ<0.0001), 아버지(β=0.30, ρ<0.02) 양쪽 모두로부터 받은 폭언 정도와 명백한 관련성이 있다는 것을 알 수 있었다(그림 27). 즉 때리고 발로 차는 등의 신체적 학대나 성학대뿐만 아니라 폭언에 의한 정신적 학대도 발달과정의 뇌에 영향을 미칠 가능성을 시사하고 있는 것이다. 한편 부모의 학력이 높을수록 같은 부분의 용적은 오히려 작다는 것을 알 수 있었다(β=-0.577, ρ<0.0001)(그림 27).

상측두회의 역할

우위반구(좌뇌)의 상측두회(그림 28)의 후부(後部)에서 각회(角回)에 걸쳐서 청각성 또는 청각성 언어중추(Wernicke영역)가 있는 것으로 알려져 있다. 또한 상측두회는 대화, 언

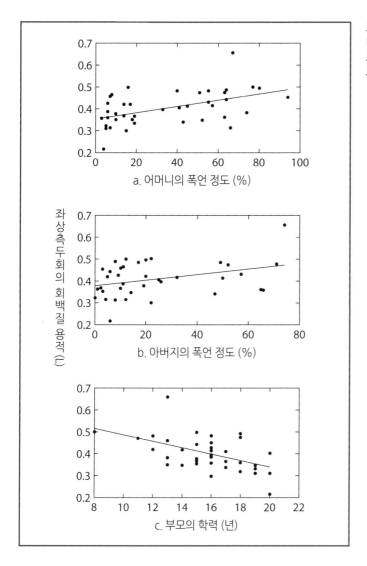

그림 27. **좌상측두회 회백질 용적과 어머니(a), 아버지(b)로부터 받는 폭언 정도(Parental Verbal Abuse Score) 및 부모의 학력(c)과의 관련성**

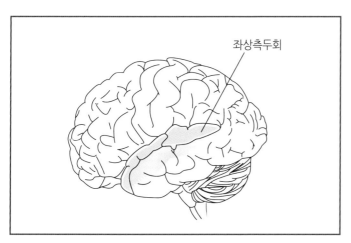

그림 28. **좌상측두회의 해부학적 위치**
상측두회는 대화, 언어, 스피치 등의 언어 기능과 관련하여 중요한 역할을 하는 영역으로 알려져있다.

표 7. 폭언 정도를 점수화 한 평가법(Parental Verbal Aggression Scale)

어렸을 때 혹은 사춘기(18세 이전)을 떠올려 보았을 때, 다음과 같은 행위가 자신에게 얼마나 자주 일어났었는지를 표시해 주십시오. 만약 자기 삶의 어느 특정한 시기에만 관련되어 있었던 행위가 있다면 그 행위가 일어났던 시기에 얼마나 자주 있었는지를 표시해 주십시오. 가능한 한 정확하고 솔직하게 답해 주시기 바랍니다.

어렸을 때(18세 이전) 당신의 어머니는 얼마나 자주	한번도 없다	2년에 한번	1년에 한번	1년에 2, 3번	매월	매주	일주일에 2, 3번	매일
1. 당신을 야단쳤습니까?	○	○	○	○	○	○	○	●
2. 당신에게 큰 소리를 질렀습니까?	○	○	○	○	○	○	●	○
3. 당신에게 욕을 퍼부었습니까?	●	○	○	○	○	○	○	○
4. 당신이 한 일에 대해 혼을 냈습니까?	○	○	○	○	●	○	○	○
5. 당신을 모욕했습니까?	●	○	○	○	○	○	○	○
6. 당신에게 위해를 가하겠다며 위협했습니까?	●	○	○	○	○	○	○	○
7. 당신의 마음을 상하게 하는 욕을 했습니까?	●	○	○	○	○	○	○	○
8. 당신이 바보라서 어린애처럼 행동한다고 했습니까?	●	○	○	○	○	○	○	○
9. 당신이 하지도 않은 일을 가지고 나무랐습니까?	○	○	○	●	○	○	○	○
10. 당신을 사람들 앞에서 바보 취급을 하거나 창피를 주었습니까?	●	○	○	○	○	○	○	○
11. 당신을 비난했습니까?	○	○	○	●	○	○	○	○
12. 명확한 이유도 없이 당신에게 히스테릭하게 소리를 질러댔습니까?	●	○	○	○	○	○	○	○
13. 당신이 무능하며 무가치하다고 말했습니까?	●	○	○	○	○	○	○	○
14. 당신이 무능하며 무가치하다는 느낌을 갖게 하는 말을 했습니까?	●	○	○	○	○	○	○	○
15. 당신에게 거칠게 말을 했습니까?	○	○	○	○	●	○	○	○

만약 위의 내용들 중 어느 항목이 1년 안에 2~3번 이상 일어났었다면
그것은 몇 살 때였는지 여기에 써 주십시오(예: 2~3세와 13세)

> 4~11세 …, 17~19세

어렸을 때(18세 이전) 당신의 아버지는 얼마나 자주	한번도 없다	2년에 한번	1년에 한번	1년에 2, 3번	매월	매주	일주일에 2, 3번	매일
1. 당신을 야단쳤습니까?	○	○	○	○	○	○	○	○
2. 당신에게 큰 소리를 질렀습니까?	○	○	○	○	○	○	○	○
3. 당신에게 욕을 퍼부었습니까?	○	○	○	○	○	○	○	○
4. 당신이 한 일에 대해 비난했습니까?	●	○	○	○	○	○	○	○
5. 당신을 모욕했습니까?	●	○	○	○	○	○	○	○
6. 당신에게 위해를 가하겠다며 위협했습니까?	●	○	○	○	○	○	○	○
7. 당신의 마음을 상하게 하는 욕을 했습니까?	●	○	○	○	○	○	○	○
8. 당신이 바보라서 어린애처럼 행동한다고 했습니까?	●	○	○	○	○	○	○	○
9. 당신이 하지도 않은 일을 가지고 나무랐습니까?	●	○	○	○	○	○	○	○
10. 당신을 사람들 앞에서 바보 취급을 하거나 창피를 주었습니까?	●	○	○	○	○	○	○	○
11. 당신을 비난했습니까?	●	○	○	○	○	○	○	○
12. 명확한 이유도 없이 당신에게 히스테릭하게 소리를 질러댔습니까?	○	○	●	○	○	○	○	○
13. 당신이 무능하며 무가치하다고 말했습니까?	●	○	○	○	○	○	○	○
14. 당신이 무능하며 무가치하다는 느낌을 갖게 하는 말을 했습니까?	●	○	○	○	○	○	○	○
15. 당신에게 거칠게 말을 했습니까?	○	○	○	●	○	○	○	○

만약 위의 내용들 중 어느 항목이 1년 안에 2~3번 이상 일어났었다면
그것은 몇 살 때였는지 여기에 써 주십시오(예: 2~3세와 13세)

어, 연설 등의 언어 기능과 관련하여 열쇠가 되는 곳이기도 하다. 뒤에 언급할 피폭언 학대자의 뇌의 확산텐서영상(DTI)해석에서도 실어증과 관련되는 궁상속(弓狀束), 도부(島部), 상측두회를 포함한 청각영역의 확산 이방성의 저하를 확인할 수 있다.

상측두회는 대화, 언어, 연설 등의 언어 기능과 관련하여 중요한 역할을 담당하고 있는 영역으로 알려져 있다[79].

대회백질의 이상

궁상속(arcuate fasciculus)은 Wernicke영역 · Broca영역과 연결되어 있으면서 언어 이해에 관여하는 영역이다. 측두-두정연결부(temporoparietal junction)의 후부와 뇌의 전두피질을 연결하는 신경 경로로, 이 경로에 장애가 일어나면 실어증을 일으키게 된다. 그런 환자들에게는 음성 언어의 이해, 언어의 산출은 어느 정도 보존되어 있으나 들은 말을 따라서 반복하지 못하는(기억해내지 못함) 등의 증상이 나타난다. 피폭언 학대자의 확산텐서영상(DTI)해석에서도 실어증과 관련된 궁상속, 도부, 상측두회를 포함한 청각영역의 확산이방성의 저하가 확인되고 있다[79]. 또한 MRI tractography에 의한 검토에서는 궁상속을 구성하고 있는 축색의 수가 감소해 있는 것이 명확히 드러났다(그림 29). 이 결과에서도 부모로부터 일상적인 폭언이나 욕설이 피학대아들의 청각영역의 발달에 영향을 주고 있음을 추측해 볼 수 있었다. 확산텐서영상(DTI)해석은 신경 주행의 차이를 볼 수 있다. 이 방법으로는 확산이방성의 지표인 FA(fractional anisotropy)치: 대뇌백질에서의 확산은 유수섬유(有髓纖維)의 주행 등에 영향을 받아 이방성(異方性)이 존재한다, 수초화 장애 등이 발생하면 이방성이 저하된다)를 파악할 수 있다. 지금까지의 다방면에 걸친 확산이방성에 관한 연구에서 다양한 대뇌백질병변에서의 수초나 신경섬유의 변성, 탈락에 관한 검토가 이루어져 왔으나 피학대아의 대뇌백질에 초점을 둔 검토는 아직 많지 않다. 앞으로도 추가적 검토가 이루어지길 기대해 본다. 어쨌든 부모로부터 일상적으로 폭언이나 욕설을 당해 온 피학대아들의 경우, 청각영역의 발달에 영향이 미치고 있다는 것을 추측해 볼 수 있었다.

---

*확산텐서영상(DTI)해석

확산텐서영상(diffusion tensor image:DTI)해석은 뇌나 척수의 신경섬유(수초)의 방향이나 확산을 규제하는 강도를 영상으로 나타내는 방법으로, 신경주행의 차이를 볼 수 있다. 이 방법으로는 확산이방성의 지표인 FA(fractional anisotropy)치: 대뇌백질에서의 확산은 유수섬유(有髓纖維)의 주행 등의 영향을 받아 이방성(異方性)이 존재한다, 수초화 장애 등이 발생하면 이방성이 저하된다)를 파악할 수 있다. 지금까지의 다방면에 걸친 확산이방성에 관한 연구에서 다양한 대뇌백질병변에서의 수초나 신경섬유의 변성, 탈락에 관한 검토가 이루어져 왔으나 피학대아의 대뇌백질에 초점을 둔 검토는 아직 많지 않다.

또한 확산텐서영상의 하나인 Tractography는 복수의 확산강조영상에서 확산텐서를 영상으로 보여주는 방법이다. 신경섬유의 방향에 따른 확산이방성을 이용하여 뇌백질섬유군을 영상화한 것이다.

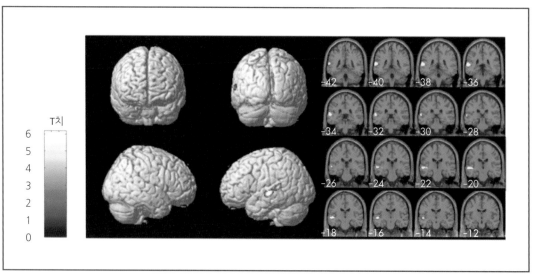

그림 29. 부모로부터 일상적인 폭언이나 욕설을 당해 온 피학대아들의 MRI 트랙그래피
피폭언 학대자들은 궁상속을 구성하고 있는 축색의 수가 감소되어 있다는 것이 밝혀졌다.

부모간의 가정 내 폭력(domestic violence) 노출이 아이들의 뇌에 미치는 영향

어린 시절, 부모간의 가정 내 폭력을 목격함으로 인해 성장을 멈춰버리는 뇌

최근 들어 가정 내 폭력(domestic violence)이라는 말을 자주 듣게 된다. 가정 내에서 이루어지는 폭력, 특히 배우자나 연인간의 신체적, 정신적 폭력을 가리킨다. 일본의 내각부의 조사로는 여성상담소 등 전국 208곳의 배우자폭력상담지원센터로 접수된 배우자에 의한 폭력에 관한 상담건수는 2010년에 77,334건. 폭력 사안에 대한 경찰의 대응 건수도 계속해서 늘고 있는데 이러한 가정 내 폭력에 의한 또 다른 피해자가 있다. 바로 어린 아이들이다.

'가정 내 폭력에의 노출'은 정신적 학대이다

2004년에 아동학대방지법이 개정되고 '아이들이 가정폭력을 목격하게 되는 것도 심리적 학대에 해당한다'고 인식하게 되었다. 일본에서는 2008년 내각부가 무작위로 추출한 전국의 20세 이상의 남녀 5천명을 대상으로 실시한 '남녀간의 폭력에 관한 조사' (남성 1,454명, 여성 1,675명으로부터 회답. http://www.gender.go.jp/e-vaw/chousa/images/pdf/chousagaiyou2103.pdf)에서 20세 이상의 기혼 여성 중 '신체적 폭행' '정신적인 괴롭힘이나 협박' '성행위의 강요'와 같은 배우자(남편)로부터의 폭력을 당한 적이 있는 여성이 30%에 이른다는 사실이 밝혀졌다. 배우자로부터 피해를 입은 여성 중 약 10%가 '생명의 위협을 느꼈던 적이 있다', 약 30%가 '다치거나 정신적으로 힘든 상황이 되기도 했다'고 답하였다.

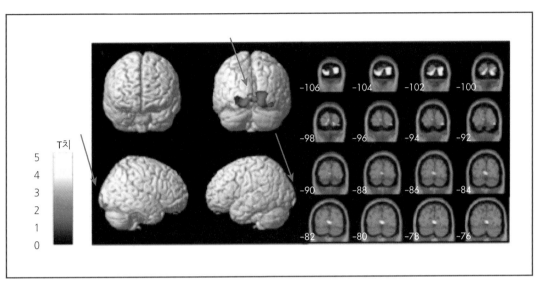

그림 30. **어린 시절의 가정 내 폭력 목격이 뇌에 미치는 영향**
시각영역(영역 17, 18)에 20.5%의 용적 감소를 볼 수 있었다. 화살표는 설상(舌狀), 설상회(楔狀回)(영역 17, 18)를 나타낸다.

또한 가정 내 폭력이 '여러 번 있었다'는 11%, '한두 번 있었다'는 22%로 나타났다. 그러면 배우자(아버지)의 어머니에 대한 폭력을 일상적으로 목격한 아이들에게는 어떤 영향을 미치게 될까?

가정 내 폭력 목격이 뇌 미치는 영향

최근 들어 어렸을 때 부모님의 가정폭력을 목격하고 자란 사람은 폭력이 없는 가정에서 자란 사람보다 뇌의 일부가 작아져 있다는 연구 결과가 나왔다. 필자와 하버드대학이 공동으로 18~25세의 미국인 남녀 중 어렸을 때 아버지나 어머니가 서로 때리거나 발로 차는 폭력 행위를 목격했던 사람과 폭력이 없는 가정에서 자란 사람의 뇌를 MRI영상으로 비교해 보는 연구를 실시한 바 있다.

그 결과 가정 내 폭력을 목격한 경험이 있는 사람은 뇌의 시각영역이 목격하지 않았던 사람에 비해 20.5% 작아져 있다는 것을 알았다(**그림 30**). 또한 다른 방법으로 조사해 보았더니 같은 시각영역 부분의 혈류가 목격하지 않았던 사람에 비해 8.1% 증가해 있다는 것도 알 수 있었다(**그림 31**). 이 결과는 같은 부위의 신경활동의 과민성 또는 과활동을 시사하는 것으로 판단된다. 또한 최근에 Choi는 가정 내 폭력 목격 경험자의 뇌의 후두엽(하종속)의 수초화 장애(확산이방성의 저하)를 보고하였다[80].

시각영역은 눈으로 받아들이는 정보를 처리하는 뇌의 부분으로, 그곳이 손상되면 시각적 기억력이나 지능, 학습능력에도 영향을 미치는 것으로 알려져 있다. 앞서 설명한 바와 같이 아동학대방지법에서는 가정 내 폭력을 아이들이 목격하는 것도 심리적 학대에 해당

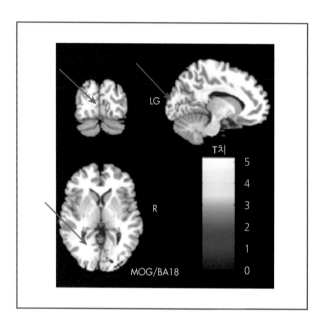

그림 31. 어린 시절의 가정 내 폭력 목격이 뇌에 미치는 영향
시각영역(영역 17, 18)에 20.5%의 용적 감소를 볼 수 있었다. 화살표는 설상(舌狀), 설상회(楔狀回)(영역 17, 18)를 나타낸다.

한다고 본다. 이러한 연구 결과들은 그것을 의학적으로 뒷받침하는 것이라 볼 수 있다.

가정이라는 밀실 안에서 이루어지는 폭력. 피해자의 대다수는 여성들이다. 계속되는 남편의 폭력에 무력감에 빠져 도망치지도 못하는 상황으로 몰려간다. 가정 내 폭력을 목격한다는 학대를 당한 아이들은 자신이 부모가 되었을 때 자신의 아이들에게도 폭력을 휘두르는 경향이 있다고 한다. 폭력이 대물림 되는 것이다. 그 영향이 얼마나 클지는 두 말할 필요도 없는 일이다.

가정 내 폭력의 연쇄를 끊기 위하여

많은 가정 내 폭력의 피해 여성들은 '나만 참으면…'이라는 말을 한다. 그러나 어머니가 폭력을 당하면 아이들도 깊은 상처를 입게 된다. 가정폭력은 피해자에게 있어서도 아이들에게 있어서도 심각한 인권침해인 것이다. 가정 내 폭력의 연쇄를 끊기 위해서는 폭력 자체를 근절시켜야 한다.

부모간의 가정 내 폭력 노출이 아이들의 정신면에 미치는 영향

예를 들어 '아버지가 어머니에게 폭력을 휘두르고 심하게 욕을 하였다.'는 부모간에 이루지는 폭력을 아이들에게 보이는 것은 틀림없는 아동학대이다. 2004년에 일본에서도 아동학대방지법이 개정되어 '가정 내 폭력을 목격하게 하는 것도 심리적 학대에 해당한다'고 인식하게 된 것은 앞에서도 언급한 바 있다.

지금까지는 부모간의 가정 내 폭력을 목격한 아이들이 다양한 정신증상을 보이며, 가정 내 폭력에 대한 노출 이외의 학대를 당하는 아이들에 비해 트라우마 반응이 발생하기 쉽다

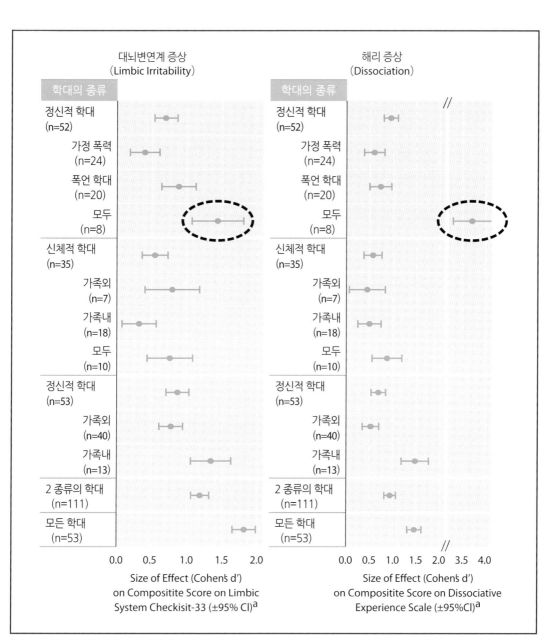

그림 32. 학대 유형의 차이에 따른 임상 증상의 차이

는 보고가 있었는데, 최근의 연구에서는 가정 내 폭력이 신변에서 일어나는 것을 목격하는
환경에서 성장함으로 인해 신경인지기능에 미치는 악영향이 어렸을 때뿐만 아니라 성인
이 되어서도 남게 된다는 것을 밝혀냈다.

　　맥클레인병원의 아동정신과의인 테이처(Teicher)와 임상심리사 나발타(Navalta)팀은 학
대의 종류나 회수에 따라 피학대자들이 나중에 보이는 증상이 얼마나 달라지는지를 조사

하였다(**그림 32**). 놀랍게도 가정 내 폭력에 대한 목격과 폭언 학대 두 가지를 다 당했던 피학대자들은 대뇌변연계증상*이 신체적 학대나 그 밖의 정신적 학대(방임 등)를 당했던 피학대자들보다 중증이었다. 또한 해리증상**도 가정 내 폭력에 대한 목격과 폭언 학대 두 가지를 다 당했던 피학대자들이 신체적 학대나 그 밖의 정신적 학대(방임 등)를 당했던 피학대자들보다 중증이라는 것도 알 수 있었다. 이러한 결과들을 보더라도 부모간의 가정 내 폭력과 폭언 학대에 노출되었던 아이들은 그 외의 다른 종류의 학대를 당했던 피해자들에 비해 트라우마 반응이 일어나기 쉽다는 것이 명백해졌다.

부모간의 가정 내 폭력 노출이 신경인지기능에 미치는 영향

부모간의 폭력을 목격하는 아이들의 정신질환 증상이나 언어 관련 지능에 영향을 미친다는 것은 이전의 연구에서도 이미 밝혀진 바 있다[81], [82]. 앞서 기술한 맥클레인병원의 테이처 팀은 18~26세의 여대생을 대상으로 어렸을 때 부모(주로 아버지가 어머니에게 휘두르는)간의 폭력을 자주 목격한 적이 있는 사람과 그렇지 않은 사람(어떠한 트라우마 경험도 없는 건강한 젊은 여성)의 지능검사, 기억검사, 학업달성도 등의 신경인지기능을 비교하는 조사를 시행하였다. 조사에 참가하고 싶어하는 1,455명을 대상으로 질문지와 면접을 실시, 소아기에 가정 내 폭력을 목격했으나 그 외의 다른 트라우마나 학대력이 없는 여성 20명과 트라우마나 학대력이 전혀 없고 정신질환도 없는 건강한 대조군 여성 65명을 선발하여 Wechsler성인지능검사, Woodcok-Johnson학력검사, 기억검사를 실시한 결과, 부모의 가정 내 폭력을 보면서 자란 그룹은 그렇지 않은 그룹에 비해 학력검사에서는 우위 차이

---

* 대뇌변연계 증상

대뇌변연계란 주로 '해마'와 '편도체' 등으로 구성된다. 그 위치는 측두엽 안쪽에 있으며 다양한 감정과 행동에 관계하는 중요한 부분이다. 개체가 살아남을 수 있도록 '바깥세계는 얼마나 안전한가?' 또는 '얼마나 위험하며 위협이 될 수 있는가?' 등을 판단하는 역할을 한다. 변연계 내에서도 장애 부위의 차이에 따라 공격적이 되거나 소극적이 되기도 하고, 성 행동의 이상 등을 보이는 부위가 있다는 것이 밝혀졌다. 테이처는 84년에 어렸을 때 당한 학대와 변연계의 기능 장애의 관계를 알기 위해 환자가 측두엽간질과 같은 증상을 경험한 빈도를 조사하는 질문지 limbic system check list(LSCL-33)를 고안하였다. 측두엽 간질을 의심케 하는 33항목에 이르는 신체적 혹은 감각적 이상, 행동 이상 및 기억에 관한 증상을 득점화 함으로써 대뇌변연계의 장애 정도를 파악하려고 시도한 것이다.

** 해리증상

갈등 장면을 마주하게 되었을 때 그 일에 직접 대응하며 심리적으로 견디지 못하므로(라고 상정할 수 있기 때문에) 무의식중에 그 갈등에 관련되는 관념, 감정 등이 나머지 정신 부분으로부터 '분리되는 것'을 해리(dissociation)라고 한다. 방어기제(defense mechanism)의 일종이다.

가 없었으나 유의미한 차이가 나타난 지능검사에서는 지능지수(IQ)가 평균 10점, 기억검사에서는 평균 8점이나 낮게 나타났다. 뿐만 아니라 학력도 부모의 가정 내 폭력을 보면서 자란 그룹이 낮다는 것이 밝혀졌다. 또한 부모의 가정 내 폭력을 보면서 자란 여성은 고등학교나 대학 중퇴, 유급이 압도적으로 많았다.

이 조사 결과로 트라우마나 학대력이 없어도 소아기에 가정 내 폭력과 같은 스트레스 환경에 노출되면 그 영향으로 어린 시절뿐만 아니라 성인이 된 이후에도 신경인지기능에 불가역적 영향을 미친다는 것을 알 수 있었다. 즉 어린 시절에 가정 내 폭력을 자주 목격하는 환경에 놓인 아이들은 그 자체가 트라우마를 초래하는 스트레스 원인이 되어 성장한 후에도 지적 수준에 문제를 발생시킨다는 것이 처음으로 밝혀진 것이다.

아이들의 가정 내 폭력을 목격의 위험성

앞서 기술한 바와 같이 일본에서도 2004년 아동학대방지 등에 관한 법률(아동학대방지법) 개정에 의하여 아이가 있는 가정에서 배우자에게 폭력을 휘두르는 것도 아동학대로 취급하게 되었다. 테이처와 나발타의 연구를 통해서도 아이가 직접 학대를 당하는 것뿐만 아니라 같은 집안에서 부모간의 폭력이 이루어지는 환경에서 자라는 것 또한 장기간에 이르는 신경인지적 영향을 초래한다는 것을 알게 되었다. 사회 구성원 한 사람 한 사람이 그러한 악영향에서 아이들을 지켜내는 노력이 필요하다고 생각된다. 또한 폭력 가정에서 자란 아이들을 가능한 한 그런 환경에서 벗어나게 할 수 있도록 하는 어른들의 배려가 매우 중요함과 동시에 그 아이들의 정신발달을 신중하게 지켜볼 필요가 있다.

엄격한 체벌이 뇌에 미치는 영향

엄격한 체벌은 아이의 뇌에 어떤 영향을 미칠까?

소아기에 과도한 체벌을 받으면 행동장애나 우울증 같은 정신 증상을 일으키는 것으로 알려져 있다. 그러나 과도한 체벌이 뇌에 미치는 영향은 아직 해명되지 않았으며 또한 체벌을 받은 사람의 뇌의 형태영상해석도 지금까지 보고된 바가 없다. 일반적으로 체벌은 훈육의 일환으로 생각하지만 놀랍게도 '체벌'에도 뇌가 타격을 받는다는 것을 알았다[83].

총1,455명에 이르는 일반시민 중에서 스크리닝을 통해 선별된 피험자는 소아기에 장기간 동안 계속해서 과도한 체벌(뺨을 때리거나 벨트나 몽둥이 등으로 엉덩이를 때리는 등의 행위)를 4~15세 사이에 받았던 18~25세의 미국인 남녀 23명과 주로 사용하는 손, 연령, 부모의 학력, 생활환경요인이 맞는 체벌 없이 자랐으며 정신적인 질환도 없는 남녀 22명을 조사하였다. 체벌을 받은 상황은 1년에 12회 이상 이며 3년 이상 계속되는 것으로 하였다. 피험자가 체벌을 받은 기간은 평균 8년 6개월이었다. 형태영상해석(VBM)에는 3테슬러로 얻은 고해상도 T1강조상을 이용하였다.

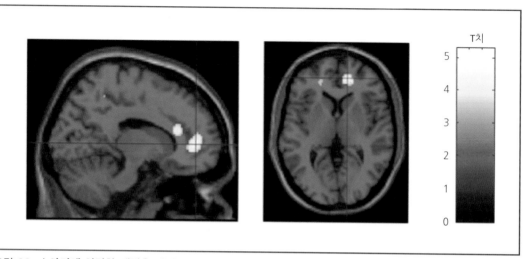

그림 33. 소아기에 엄격한 체벌을 받았던 젊은 성인군(23명)과 건강대조군(22명)의 고해상도 MRI 영상(voxel-based morphometry)에 의한 뇌피질 용적의 비교 검토

엄격한 체벌경험군에서는 우전전두영역내측부(右前前頭領域內側部)(영역 10), 우전대상회(右前帶狀回)(영역 24), 좌전전두영역배외측부(左前前頭領域背外側部)(영역 9)에 유의미한 용적 감소가 인정되었다.

엄격한 체벌경험군에서는 건강한 대조군에 비해 감정이나 이성 등을 관장하는 우전전두영역내측부(右前前頭領域內側部)(영역 10)의 용적이 평균 19.1% 감소되어 있었다(**그림 33**). 실행기능과 관계가 있는 우전대상회(右前帶狀回)(영역 24)는 16.9%, 일이나 사물을 인지하는 기능 등이 있는 좌전전두영역배외측부(左前前頭領域背外側部)(영역 9)는 14.5% 용적 감소가 인정되었다. 증상질문표(Symptom Questionnaire)의 '만족도'를 재는 척도의 점수와 우상측두회(右上側頭回), 좌하두정소엽(左下頭頂小葉), 우방추상회(右紡錘狀回), 왼쪽 중전두회(中前頭回)의 용적은 모든 피험자에게서 비례관계를 볼 수 있었다. 특히 좌하두정소엽(영역 40)의 용적과 '만족도'를 측정하는 척도의 점수간에는 분명한 비례관계가 확인되었다.

과도한 체벌이라는 소아기의 정동 스트레스가 전전두영역의 발달에 영향을 미치고 있음을 시사하고 있다. 이로써 과도한 체벌과 학대와의 경계는 불명료하다는 것도 시사하고 있다. 일반적으로 체벌은 통증을 주고 야단치는 행위만을 가리키는데 대뇌백질 확산텐서 영상해석에서는 통증전도로의 수초화 장애를 시사하는 소견도 있어서(**그림 34**) 그 영향을 간과해서는 안 될 것이다.

소아기에 정신적 학대를 경험한 사람의 뇌에서도 전전두영역배내측부의 용적 감소가 일어난다는 것도 최근의 연구를 통해 알게 되었다[84]. 이상의 결과들은 과도한 체벌이라는 소아기의 트라우마가 전전두영역의 발달에 영향을 미치고 있는 것을 시사하고 있다. 지금까지 엄격한 체벌을 경험한 사람들은 성장 후에도 여러 가지 트라우마 반응을 일으킨다고 알려져 있다. '마음'에 입은 상처는 그렇게 쉽게 치유되지는 않는 것으로 보인다.

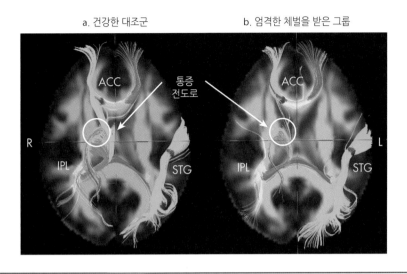

그림 34. 대뇌백질확산 텐서영상분석을 이용한 통증전도로의 수초화 장애

통증은 1차구심섬유에 발현하는 수용체가 활성화되면서 발생해서 척수를 경유하여 대뇌에 전달되어 통증으로서 인식되는데 엄격한 체벌을 받았던 그룹(b)에서는 그렇지 않았던 대조군(a)에 비해 통증전도로(시상피질로)의 묘출(描出)이 떨어져 있다.

학대가 발달에 미치는 영향

이상으로 보아 소아기에 받은 트라우마가 특히 감각계가 활동적으로 기능하는 시각영역이나 청각영역 등의 영역의 발달에 영향을 미치고 있음을 알 수 있다. 일련의 뇌 변성발생기제로서 발달중인 피학대자의 뇌가 외부세계의 과도한 자극에 반응하여 장애를 일으키기 쉬워지면서 그 결과 뇌활동 능력이 떨어지고 뇌 구성요소인 축색돌기(axon), 수상돌기(dendrite), 신경아교세포(glial cell)를 포함한 네트워크 형성 부전이 일어난다는 가능성을 추측해 볼 수 있다.

학대로 인한 뇌 이상의 개선을 위하여

성인을 대상으로 한 선행연구에서는 인지행동요법에 의해 위와같은 가시화된 뇌의 이상이 개선된다는 보고가 있다[85]. 그 점을 근거로 하여 피학대아들의 뇌 이상도 다양한 치료로 개선될 가능성이 있다고 볼 수 있다. 피학대아들의 정신발달을 신중히 지켜보는 것이 중요하다는 점을 다시 한번 강조해 두는 바이다.

<table>
<tr><td>문헌</td></tr>
</table>

1) 伊東ゆたか. 被虐待児の脳障害―脳波を中心に. 小児科 2003;44:392-400.

2) Post RM, Weiss SR, Smith M, et al. Kindling versus quenching. Implications for the evolution and treatment of posttraumatic stress disorder. Ann N Y Acad Sci 1997;821:285-295.

3) Andersen SL, 友田明美. 「脳の発達段階による中枢刺激薬の反応性の相違と依存形成のメカニズム」小児科臨床,61巻

4) Teicher MH, Glod CA, Surrey J, et al. Early childhood abuse and limbic system ratings in adult psychiatric outpatients. J Neuropsychiatry Clin Neurosci 1993;5(3):301-306.

5) Betts T, Boden S. Diagnosis, management and prognosis of a group of 128 patients with non-epileptic attack disorder. Part Ⅱ. Previous childhood sexual abuse in the aetiology of these disorders. Seizure 1992;1(1):27-32.

6) Davies RK. Incest; Some neuropsychiatric findings. Int J Psychiatry Med 1979;9:117-121.

7) Bowman ES, Etiology and clinical course of pseudoseizures. Relationship to trauma, depression, and dissociation. Psychosomatics 1993;34(4):333-342.

8) Dikel TN, Fennell EB, Gilmore RL. Posttraumatic stress disorder, depression and sexual abuse history in epileptic seizure patients. Epilepsy Behav 2003;4(6):644-650.

9) Ito Y, Teicher MH, Glod CA, et al. Increased prevalence of electrophysiological abnormalities in children with psychological, physical, and sexual abuse. J Neuropsychiatry Clin Neurosci 1993;5(4):401-408.

10) McEwen BS. Stress and hippocampus. An update on current knowledge. Presse Med 1001;20(37):1801-1806.

11) McEwen BS, Gould EA, Sakai RR. The vulnerability of the hippocampus to protective and destructive effects of glucocorticoids in relation to stress. Br J Psychiatry Suppl 1992(15):18-23.

12) Sapolsky RM. Atrophy of the hippocampus in posttraumatic stress disorder: how and when? Hippocampus 2001;11(2):90-91.

13) Bremner JD, Randall P, Vermetten E, et al. Magnetic resonance imaging-based mearsurement of hippocampal volume in posttraumatic stress disorder related to childhood physical and sexual abuse―a preliminary report. Biol Psychiatry 1997;41(1):23-32.

14) Stein MB, Koverola C, Hanna C, et al. Hippocampal volume in women victimized by childhood sexual abuse. Psychol Med 1997;27(4):951-959.

15) Driessen M, Herrmann J, Stahl K, et al. Magnetic resonance imaging volumes of the hippocampus and the amygdala in women with borderline personality disorder and early traumatization. Arch Gen Psychiatry 2000;57(12):1115-1122.

16) Bremner JD, Vythilingam M, Vermetten E, et al. Neural correlates of declarative memory for emotionally valenced words in women with posttraumatic stress disorder related to childhood sexual abuse. Biol Psychiatry 2003;53(10):879-889.

17) De Bellis MD, Keshavan MS, Clark DB, et al. A.E. Bennett Research Award. Developmental traumatology. Part Ⅱ: Brain development. Biol Psychiatry 1999;45(10):1271-1284.

18) De Bellis MD, Hall J, Boring AM, et al. A pilot longitudinal study of hippocampal volumes in pediatric maltreatment-related posttraumatic stress disorder. Biol Psychiatry 2001;50(4):305-309.

19) Carrion VG, Weems CF, Eliez S, et al. Attenuation of frontal asymmetry in pediatric posttraumatic stress disorder. Biol Psychiatry 2001;50(12):943-951.

20) Andersen SL, Teicher MH. Delayed effects of early stress on hippocampal development. Neuropsychopharmacology 2004;29(11):1988-1993.

21) Bremner JD, Randall P, Scott TM, et al. Deficits in short-term memory in adult survivors of childhood abuse. Psychiatry Res 1995;59(1-2):97-107.

22) Teicher MH, Lowen SB, Polcari A, et al. Novel strategy for the analysis of CPT data provides new

insight into the effects of melthyphenidate on attentional states in children with ADHD. J Child Adolesc Psychopharmacol 2004;14(2):219-232.

23) Uno H, Tarara R, Else JG, et al. Hippocampal damage associated with prolonged and fatal stress in primates. J Neurosci 1989;9(5):1705-1711.

24) Caldji C, Francis D, Sharma S, et al. The effects of early rearing environment on the development of GABAA and central benzodiazepine receptor levels and novelty-induced fearfulness in the rat. Neuropsychopharmacology 2000;22(3):219-229.

25) Caldji C, Diorio J, Meaney MJ, Variations in maternal care GABA (A) receptor subunit expression in brain regions associated with fear. Neuropsychopharmacology 2003;28(11):1950-1959.

26) Rauch SL, Whalen PJ, Shin LM, et al. Exaggerated amygdala response to masked facial stimuli in posttraumatic stress disorder: a functional MRI study. Biol Psychiatry 2000;47(9):769-776.

27) De Bellis MD, Keshavan MS, Spencer S, et al. N-Acetylaspartate concentration in the anterior cingulate of maltreated children and adolescents with PTSD. Am J Psychiatry 2000;157(7):1175-1177.

28) Allman JM, Hakeem A, Erwin JM, et al. The anterior cingulate cortex. The evolution of an interface between emotion and cognition. Ann N Y Acad Sci 2001;935:107-117.

29) William F, Ganong. 医科生理学展望. 丸善,東京:日本橋,第17版,1995.

30) Bremner JD. Long-term effects of childhood abuse on brain and neurobiology. Child Adolesc Psychiatr Clin N Am 2003;12(2):271-292.

31) Lanius RA, Williamson PC, Hopper J, et al. Recall of emotional states in post-traumatic stress disorder: an fMRI investication. Biol Psychiatry 2003;53(3)204-210.

32) Rauch SL, Shin LM, Segal E, et al. Selectively reduced regional cortical volumes in post-traumatic stress disorder. Neuroreport 2003;14(7):913-916.

33) Teicher MH, Ito Y, Glod CA, et al. Preliminary evidence for abnormal cortical development in physically and sexually abused children using EEG coherence and MRI. Ann N Y Acad Sci 1997;821:160-175.

34) Ito Y, Teicher MH, Glod CA, et al. Preliminary evidence for abnormal cortical development in abused children: a quantitative EEG study. J Neuropsychiatry Clin Neurosci 1998;10(3):298-307.

35) Cynader M, Lepore F, Guillemot JP. Inter-hemispheric competition during postnatal development. Nature 1981;290(5802):139-140.

36) Schiffer F, Teicher MH, Papanicoaou AC. Evoked potential evidence for right brain activity during the recall of traumatic memories. J Neuropsychiatry Clin Neurosci 1995;7(2):169-175.

37) Schiffer F, Mottaghy FM, Pandey Vimal RL, et al. Lateral visual field stimulation reveals extrastriate cortical activation in the contralateral hemisphere: an fMRI study. Psychiatry Res 2004;131(1):1-9.

38) Teicher MH, Dumont NL, Ito Y, et al. Childhood neglect is associated with reduced corpus callosum area. Biol Psychiatry 2004;56(2):80-85.

39) De Bellis MD, Dumont NL, Ito Y, et al. A.E. Bennett Research Award. Developmental traumatology. Part Ⅰ: Biological stress systems. Biol Psychiatry 1999;45(10):1259-1270.

40) Sanchez MM, Hearn EF, Do D, et al. Differential rearing affects corpus callosum size and cognitive function of rhesus monkeys. Brain Res 1998;812(1-2):38-49.

41) Harlow HF, Mc CG. Object discrimination learned by monkeys on the basis of manipulation motivies. J Comp Physiol 1954;47(1):73-76.

42) Mason WA, Harlow HF. Formation of conditioned responses in infant monkeys. J Comp Physiol Psychol 1958;51(1):68-70.

43) Prescott JW. Neural timing mechanisms, conditioning, and the CS-UCS interval. Psychophysiology 1965;2(2):125-131.

44) Mostofsky SH, Reiss AL, Lockhart P, et al. Evaluation of cerebellar size in attention-deficit hyperactivity

disorder. J Child Neurol 1998;(9) : 434-439.

45) Castellanos FX, Giedd JN, Berquin PC, et al. Quantitative brain magnetic resonance imaging in girls with attention-deficit/hyperactivity disorder. Arch Gen Psychiatry 2001;58(3):289-295.

46) Muratori F, Cesari A, Casella C. Autism and cerebellum. An unusual finding with MRI. Panminerva Med 2001;43(4):311-315.

47) Anderson CM, Polcari A, Lowen SB, et al. Effects of methyphenidate of functional magnetic resonance relaxometry of the cerebellar vermis in boys with ADHD. Am J Psychiatry 2002;159(8):1322-1328.

48) Health RG. Fastigial nucleus connections to the septal region in monkey and cat: a demonstration with evoked potentials of a bilateral pathway. Biol Psychiatry 1973;6(2)193-196.

49) Health RG, Harper JW. Ascending projections of the cerebellar fastigial nucleus to the hippocampus, amygdala, and other temporal lobe sites: evoked potential and histological studies in monkeys and cats. Exp Neurol 1974; 45(2):268-287.

50) Anderson CM, Teicher MH, Polcari A, et al. Abnormal T2 relaxation time in the cerebellar vermis of adults sexually abused in childhood: potential role of the vermis in stress-enhanced risk for drug abuse. Psychoneuroendocrinology 2002;27(1-2):231-244.

51) Anderson CM, Kaufman MJ, Lowen SB, et al. Brain T2 relaxation times correlate with regional cerebral blood volume. Magma 2004.

52) Good CD, Johnsrude IS, Ashburner J, et al. A voxel-based morphometric study of ageing in465 normal adult human brains. Neuroimage 2001;14(1 Pt 1):21-36.

53) Dale AM, Fischl B, Sereno MI. Cortical surface-based analysis. I . Segmentation and surface reconstruction. Neuroimage 1999;9(2):179-194.

54) Fichl B, Sereno MI, Dale AM. Cortical surface-based analysis. II : Inflation, flattening and a surface-based coordinate system. Neuroimage 1999;9(2):195-207.

55) Fichl B, Liu A, Dale AM. Automated manifold surgery: constructing geometrically accurate and topologically correct models of the human cerebral cortex. IEEE Trans Med Imaging 2001,20(1)-70-80.

56) Hubel DH, Wiesel TN. Early exploration of the visual cortex. Neuron 1998;20(3):401-412.

57) Lewis TL, Maurer D. Multiple sensitive period in human visual development: evidence from visually deprived children. Dev Psychobiol 2005;46(3):163-183.

58) Garey IJ, de Courten C. structural development of the lateral geniculate nucleus and visual cortex in monkey and man. Behav Brain Res 1983;10(1):3-13.

59) Garey LJ. structural development of the visual system of man. Hum Nuerobiol 1984;3(2):75-80.

60) Super H. Working memory in the primary visual cortex. Arch Neurol 2003;60(6):809-812.

61) Fink GR, Halligan PW, Marshall JC, et al. Where in the brain does visual attention select the forest and the trees? Nature 1996;382(6592):626-628.

62) Fink GR, Halligan PW, Marshall JC, et al. Neural mechanisms involved in the processing of global and local aspects of hierarchically organized visual stimuli. Brain 1997;120(Pt 10):1779-1791.

63) Fink GR, Marshall JC, Halligan PW, et al. Hemispheric asymmetries in global/local processing are modulated by perceptual salience. Neuropsychologia 1999;37(1):31-40.

64) Robertson LC, Lamb MR, Knight RT. Effects of lesions of temporal-parietal junction on perceptual and attentional processing in humans. J Neurosci 1988;8(10):3757-3769.

65) Lamb MR, Robertson LC. Do response time advantage and interference reflect the order of processing of global-and local-level information? Percept Psychophys 1989;46(3):254-258.

66) Lamb MR, Robertson LC, Knight RT. Attention and interference in the processing of global-and local-level information: effects of unilateral temporal-parietal junction lesions. Neuropsychologia 1989;27(4):471-483.

67) Lamb MR, Robertson LC. The effect of visual angle on global and local reaction times depends on the set of visual angles presented. Percept Psychophys 1990;47(5):489-496.

68) Lamb MR, Yund EW. The role of spatial frequency in the processing of hierarchically organized stimuli. Percept Psychophys 1993;54(6):773-784.

69) Lamb MR, Yund EW. Spatial frequency and attention: effects of level-, target-, and location-repetition on the processing of global and local forms. Percept Psychophys 1996;58(3):363-373.

70) Lamb MR, Yund EW. The role of spatial frequency in cued shifts of attention between global and local forms. Percept Psychophys 2000;62(4):753-761.

71) Hendler T, Rotshtein P, Yeshurun Y, et al. Sensing the invisibal: differential sensitivity of visual cortex and amygdala to traumatic context. Neuroimage 2003;19(3):587-600.

72) Rutter M, team. TEaRAEs. Development catch-up and deficit, following adoption after several global early privation. J Child Psychol Psychiat 1998;39:465-476.

73) Fichl B, Dale AM. Measuring the thickness of the human cerebral cortex from magnetic resonance images. Proc Natl Acad Sci U S A 2000;97(20):11050-11055.

74) Andersen SL, Tomoda A, Vincow ES, Valente E, Polcari A, Teicher MH. Preliminary evidence for sensitive periods in the effect of childhood sexual abuse on regional brain development. J Neuropsychiatry Clin Neurosci 2008;20(3):292-301.

75) Vissing YM, Straus MA, Gelles RJ, Harrop JW. Verbal aggression by parents and psychosocial problems of children. Child Abuse Negl 1991;15(3):223-238.

76) Ney PG. Does verbal abuse leave deeper scars: a study of children and parents. Can J Psychiatry 1987;32(5):371-378.

77) Ney PG, Fung T, Wickett AR. The worst combinations of child abuse and neglect. Child Abuse Negl 1994;18(9):705-714.

78) Tomoda A, Sheu YS, Rabi K, Suzuki H, Navalta CP, Polcari A, et al. Exposure to parental verbal abuse is associated with increased gray matter volume in superior temporal gyrus. Neuroimage 2011;54 Suppl 1:S280-286.

79) Choi J, Jeong B, Rohan ML, Polcari AM, Teicher MH. Preliminary evidence for white matter tract abnormalities in young adult exposed to parental verbal abuse. Biol Psychiatry 2011;65(3):227-234.

80) Choi J, Jeong B, Polcari A, Rohan ML, Teicher MH. Reduced fractional anisotropy in the visual limbic pathway of young adults witnessing domestic violence in childhood. Neuroimage 2011 Oct 1. [Epub ahead of print]

81) Evans SE, Davies C, DiLillo D. Exposure to domestic violence: a meta-analysis of child and adolescent outcomes. Aggression and Violent Behavior 2008;13(2):131-140.

82) Huth-Bocks AC, Levendosky AA, Semel MA. The direct and indirect effects of domestic violence on young children's intellectual functioning. Journal of Family Violence 2001;16(3),269-290.

83) Tomoda A, Suzuki H, Rabi K, Sheu YS, Polcari A, Teicher MH. Reduced prefrontal cortical gray matter volume in young adults exposed to harsh corporal punishment. Neuroimage 2009;47 Suppl 2:T66-71.

84) van Harmelen AL, van der Wee NJ, Veltman DJ, Aleman A, Spinhoven P, et al. Reduced medical prefrontal cortex volume in adults reporting childhood emotional maltreatment. Biol Psychiatry 2010;68(9):832-838.

85) de Lange FP, Koers A, Kalkman JS, Bleijenberg G, Hagoort P, van der Meer JW, et al. Increase in prefrontal cortical volume following cognitive behavioural therapy in patients with chronic fatigue syndrome. Brain 2008;131(Pt 8):2172-2180.

1. 시냅스의 가지치기(pruning)와 뇌의 발달

⊛ 뇌의 부위에 따른 가지치기 시기의 차이

신경회로망의 가지치기(pruning)에 의해 불필요한 뉴런끼리의 연결이 감소하면서 미에린초(신호 전달에 필요한 절연체)에 의한 미에린화가 진행되어 간다. 가지치기 시기는 뇌의 부위에 따라 차이가 있는데 전두엽 회백질에서는 가지치기가 다른 부위에 비해 늦어지는 특징이 있다.

⊛ 뇌의 부위에 따른 가지치기 시기의 차이

미국국립위생연구소의 기드(Giedd) 팀은 뇌의 발달을 MRI를 이용해서 시간의 흐름에 따라 어떻게 변화해 가는지를 조사하여 시냅스의 가지치기 시기가 뇌 부위에 따라 상이하다는 것을 보고하였다[1], [2](**그림 1**). 전두엽회백질의 용적은 사춘기 전에 최대가 되고 사춘기 경부터 성인이 되기까지 시냅스의 가지치기가 이어지기 때문에 점차 감소되어 간다. 사춘기를 기점으로 과도한 시냅스 형성이 진행되는 소아기는 뇌의 취약기로도 볼 수 있으며, 반대로 무언가 좋지 않은 상황이 발생했을 때 그것에 대응할 수 있는 시기로도 해석할 수 있다. 전두엽의 발달은 성인이 되고 나서도 계속되는 것으로 알려져 있는데 특히 범죄억제력과 관련된 배

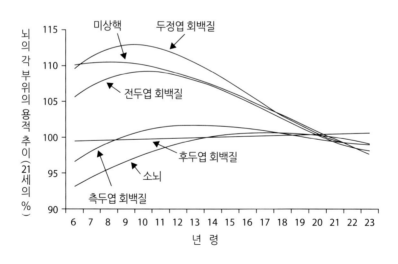

그림 1. 시간의 흐름에 따른 뇌의 각 부위의 용적 변화

미국국립위생연구소의 기드(Giedd) 팀은 뇌의 발달을 MRI를 이용해서 시간의 흐름에 따라 어떻게 변화해 가는지를 조사하여 시냅스의 가지치기 시기가 뇌 부위에 따라 상이하다는 것을 보고하였다. 시간의 흐름에 따라 뇌의 각 영역별 회백질 용적의 변화를 살펴 보면 사춘기 이전에 최대가 되고 사춘기 무렵부터 성인이 되기까지 시냅스의 가지치기 현상이 계속되기 때문에 용적이 감소해 간다.

Giedd JN, Blumenthal J, Jeffries NO, et al: Brain development during childhood and adolescence: a longithdinal MRI study. Nat Neurosci 1992;2(10): 861-863에서 인용

외측전전두피질(DPFC)은 대뇌피질 중에서도 가장 성숙이 늦고 20대 초기에 성숙에 이른다[3]. 한편 인간의 뇌세포는 자극을 주지 않으면 20세가 지나면서부터 매일 10만개에 이르는 신경세포가 사멸해 간다. 이런 과정을 종합적으로 판단하면 20세가 넘어가는 시점에서 대뇌는 거의 성숙해있다고 할 수 있다.

문헌

1) Giedd JN, Blumenthal J, Jeffries NO, Castellanos FX, Liu H, Zijdenbos A, et al. Brain development during childhood and adolescence: a longitudinal MRI study. Nat Neurosci 1999;2(10):861-863.

2) Giedd JN, Snell JW, Lange N, Rajapakse JC, Casey BJ, Kozuch PL, et al. Quantitative magnetic resonance imaging of human brain development: ages 4-18. Cereb Cortex 1996;6(4):551-560.

3) Giedd JN. Structural magnetic resonance imaging of the adolescent brain. Ann N Y Acad Sci 2004;1021:77-85.

1. 성학대 경험자의 지속수행과제

단순한 과제를 반복 실행하게 하여 '주의력의 지속 상황'을 계측하는 인지 실험 과제에 지속수행과제(continuous performance task: CPT)가 있는데, 이를 통해 자기제어의 적절한 평가가 가능하다[1), 2)]. 구체적으로는 피험자를 컴퓨터 화면 앞에 앉게 해서 연속적으로 제시되는 자극 중에서 특정 목표 자극에만 버튼을 누르게 하는 과제이다(**그림 1**). 어느 특정 경고 자극(GO)의 출현에 의해 반응 준비가 시작되고 반응을 실행하는 처리 과정이 우세해진다. 그러나 경고 자극 제시 직후의 자극이 목표 자극 이외(NO-GO)의 것이라면 반응은 억제되어야 한다. 또한 경고 자극이 선행하지 않는 목

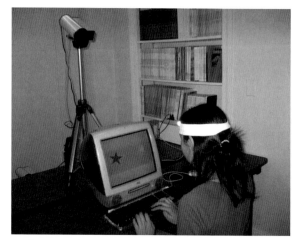

그림 10. 지속수행과제(continuous performance task:CPT)의 실제 풍경
피험자를 컴퓨터 화면 앞에 앉게 하여 연속적으로 제시되는 자극 중에서 특정한 목표자극에만 버튼을 누르게 하는 과제.

표 자극에 대해서도 반응은 억제되어야 한다. 부주의하여 버튼을 눌러 버리는 것을 커미션 에러라 한다. 특히 집중된 반응 실행이나 그 억제를 힘들어 하는 주의력결핍 과잉행동장애(ADHD)의 진단 등에 유용하다[3)~6)].

제2장의 **표 11**에서도 언급한 바 있는데, 맥클레인병원의 Navalta 등은 어린 시절 성학대를 당한 여대생과 트라우마가 전혀 없는 여대생을 대상으로 지속수행과제를 이용하여 '주의력의 지속상황'을 조사하였다[7)]. 결과는, 성학대군에서는 대조자에 비해 반응을 실행하는, 즉 버튼을 누르기까지의 반응시간의 변동이 이상할 정도로 심하고 더욱이 반응제어력이 뒤떨어져 있었다. 이러한 결과로 보아 성학대 경험자들의 경우 주의력이나 인지력에 관한 신경심리학적 문제가 분명히 있는 것으로 판단할 수 있다.

2. 성학대 경험자의 워킹 메모리

워킹 메모리란 뇌의 정보 처리 과정에서 일시적으로 유지되고 있는 정보로, '이해, 학습, 추론 등 인지적 과제의 수행 중에 정보를 일시적으로 유지하여 조작하기 위한 시스템'을 뜻한다[8)~10)]. 축적, 유지, 재생과 같은 기억의 정적 측면이 아니라 정보 처리 중에서 조작되는 동적 측면에 해당한다. 앞서 언급한 Navalta 등은 어린 시절에 성학대를 당했던 여대생들의 워킹 메모리를 평가 검토한 결과, 학대 기간과 그들의 기명력장애 사이에 밀접한 관련성이 있음을 인정하였다[7)]. 또한 그들이 대학 입시 때 치른 수학 시험인 Scholastic aptitude

Test (SAT)* 점수는 트라우마가 전혀 없는 여대생들에 비해 유의미하게 낮게 나타났다. 이것으로 보아, 학대 경험자들에게 정보처리능력이나 인지력 문제가 있을 가능성이 큰 듯하다.

---

* Scholastic Aptitude Test(SAT)

미국의 교육제도에 따른 대학입시시험. 매년 140만 명 이상의 대학 진학 예정자들이 치르는 미국판 수능시험으로, 고등학교 3학년(12학년)학생은 이 점수와 고교3년간의 성적, 논술 등을 대학 측에 보내어 합격, 불합격 통지를 기다린다.

문헌

1) Teicher MH, Ito Y, Glod CA, et al. Objective measurement of hyperactivity and attentional problems in ADHD. J Am Acad Adolesc Psychiatry 1996;35(3):334-342.

2) Teicher MH, Lowen SB, Polcari A, et al. Novel strategy for the analysis of CPT data provides new insight into the effects of methylphenidate on attentional states in children with ADHD. J Child Adolesc Psychopharmacol 2004;14(2):219-232.

3) Uno M, Abe J, Sawai C, et al. Effect of additional auditory and visual stimuli on continuous performance test (noise-generated CPT) in AD/HD children-usefulness of noise-generated CPT. Brain Dev 2006;28(3):162-169.

4) Lawrence CA, Barry RJ, Clarke AR, et al. Methylphenidate effects in attention deficit/hyperactivity disorder:electrodermal and ERP measures during a continuous performance task. Psychopharmacology (Berl) 2005;183(1):81-91.

5) Harding KL, Judah RD, Gant C. Outcome-based comparison of Ritalin versus food-supplement treated children with AD/HD. Altern Med Rev 2003;8(3):319-330.

6) Marks DJ, Himelstein J, Newcorn JH, et al. Identification of AD/HD subtypes using laboratory-based measures: a cluster analysis. J Abnorm Child Psychol 1999;27(2):167-175.

7) Navalta CP, Polcari A, Webster DM, et al. Effects of childhood sexual abuse on neuropsychological and cognitive function in college women. J Neuropsychiatry Clin Neurosci 2006;18(1):45-53.

8) Golden CJ, White L, Combs T, et al. WMS-R and MAS correlations in a neuropsychological population. Arch Clin Neuropsychol 1999;14(3):265-271.

9) Williams JM. Memory Assessment Scales: Professional Manual. In: Psychological Assessment Resources. Odessa, FL, 1991.

10) Jeffries S, Everatt J. Working memory:its role in dyslexia and other specific learning difficulties. Dvslexia 2004;10(3):196-214.

1. 아이들의 심인성 난청에 대한 새로운 식견

❈ 아이들의 심인성 난청

아이들의 심인성 난청은 '내인으로 심인성 요인(정서 미숙, 불안감, 적응장애)을 가지고 있는 경우에 일어나기 쉬운 질환이며, 외인으로는 대인관계나 주위 환경에서 오는 스트레스를 받았을 때 '소리의 세계에서 단절됨으로써 자신이 처해 있는 심리적 불안을 없애려는 병태이다'라고 정의하고 있다(일본심신의학회용어집). 최근에는 학교 건강검진에서 난청이라는 진단이 내려지면서 일반 이비인후과를 찾아 진찰을 받는 아동이 증가하고 있다.

심인성 난청은 일본 내에서는 패전 전에는 매우 드물게 나타나는 질환으로 알려져 있었으나 전후, 특히 1980년 무렵부터 급격히 환자 수가 증가하고 있다. 특히 소아 심인성 난청의 증가 이유로서 전쟁 전후의 사회 상황의 변화나 학교 건강검진에서 실시하는 청력검사에 의한 증례 발견이 관련되어 있는 것으로 보고 있다[1]. 90년대에 일본이비인후과학회에 의해 이루어진 대규모 조사에 따르면 학교 건강검진에서 발견된 심인성난청은 초·중학교 모두 만 명 당 5~8명의 비율로, 6~13세가 가장 많다고 한다. 이 질환에 대해서는 이비인후과의, 소아과의, 정신과의 등이 진단이나 치료를 할 가능성이 있으므로 이른바 '경계영역'에 속해 있는 질환이라 할 수 있다.

❈ 아이들의 심인성 난청의 배경

심인성난청에 대한 고전적인 정신분석의 견해는 무의식에서 일어나는 본능적 충동이나 내적 갈등이 억압되어 신체 증상으로 전환된 것으로 본다. 현대의 DSM-Ⅳ-TR에서는 이 질환을 전환성장애로 분류하고 있는데, 일부는 신체화 장애로 분류하고 있으며 이 점에 있어서 정신분석적인 사고와 상통하는 부분이 있다.

심인성 난청의 진단에 유용한 임상 청력 검사에는 자각적 청력 검사인 순음청력검사·어음청력검사에 덧붙여 타각적 청력검사인 청성 뇌간 반응검사(auditory brainstem response: ABR) 이음향방사검사(otoacoustic emission: OAE) 등이 있는데 소아에게도 비교적 간단히 시행할 수 있다. 그러나 이 질환의 뇌 기능 병태에 대해서는 아직 명확히 분석되지는 않았으며, 특히 영상을 이용한 해석보고는 지금까지 없었다.

❈ 아이들의 심인성 난청의 뇌 영상 해석

필자 등은 소아심인성난청의 증례에서 뇌 영상 진단의 하나인 MRI를 바탕으로 VBM(Voxel Based Morphometry)을 이용하여 뇌 형태의 해석을 검토하였다.

학교 건강진단의 간이청력검사에서 이상을 발견하여 구마모토시민병원 이비인후과 외래에서 순음청력검사를 실시한 결과, 중등도에서 고도의 감음성난청을 인정하여, ABR(청성뇌간반응검사: Auditory Brainstem Response)에서는 정상인 것이 증명된 심인성난청아동 14 사례(8~16세, 평균연령 12.4세, SD 2.5세 중 남아 6 사례, 여아 8 사례)와 건강대조아동 35 사례(8~16세, 평균연령 12.6세, SD 2.1세 중 남아 16 사례, 여아 19 사례)의 VBM을 이용하여 MRI검사에 의한 뇌 형태 영상 해석을 시행하였다[2]. 모든 환자(14 증

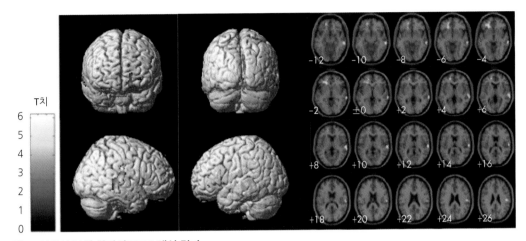

그림 1. 심인성 난청 환자의 VBM 해석 결과
심인성 난청군에서 좌내측전두회회백질과 우청각영역의 일부 회백질에 유의미한 용적 증가가 인정되었다.

례)가 오른손잡이이며 DSM-Ⅳ-TR에서 전환성장애로 진단되었다.

심인성 난청 환아의 회백질 용적의 증가

심인성 난청군에서 좌전전두영역의 일부(내측전두회회백질)가 유의미하게 용적이 증가한 것을 확인할 수 있었는데, 평균 27.9%가 크게 나타났다. 또한 우청각영역의 일부(상측두회회백질)에서도 평균 14.4%의 용적 증가가 인정되었다.

그림 2와 **그림 3**에 각각 피험자 연령과 좌전전두영역의 일부와 우청각영역의 일부 회백질의 용적 사이의 관계를 제시하였다. 건강 대조군의 좌내측전두회의 회백질 용적이 가장 클 때는 12세였으나, 심인성 난청 환자군에서는 좌내측전두회의 회백질 용적 감소가 건강 대조군에 비해 늦어지고 있었다(**그림 2**).

마찬가지로 대조군의 우청각영역의 일부 회백질 용적이 가장 클 때는 12세였으나 심인성난청군에서는 우청각영역의 일부 회백질 용적의 감소가 건강대조군에 비해 늦어지고 있었다(**그림 3**).

필자 등의 검토에서는 심인성 난청군에서는 건강한 대조군에 비해 좌전전두영역의 일부와 우청각영역의 일부 회백질이 커져 있었다.

심인성 난청인 아이들의 뇌 형태의 이상 요인

필자 등은, 어린 시절 부모로부터 언어 폭력을 당함으로써 심리적 스트레스에 노출되었던 젊은이들의 경우 마찬가지로 상측두회의 회백질이 커져 있었다는 보고를 하였다[3].

소아의 뇌 회백질은 나이와 함께 형태를 변화시켜, 시냅스의 가지치기(pruning)현상을 거쳐서 성숙한다.

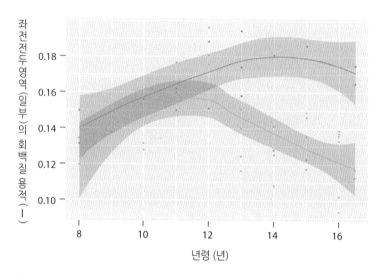

그림 2. 심인성 난청 환자의 연령과 좌전전두영역의 일부 회백질의 용적과의 관계
빨간 실선과 빨간 점은 심인성 난청 환자군을, 파란 실선과 파란 점은 컨트롤군을 나타낸다.

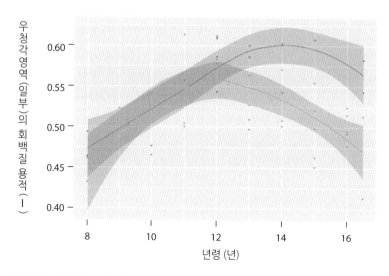

그림 3. 심인성 난청 환자의 연령과 우청각영역의 일부 회백질의 용적과의 관계
빨간 실선과 빨간 점은 심인성 난청 환자군을, 파란 실선과 파란 점은 컨트롤군을 나타낸다.

이 환자군에서는 시냅스의 가지치기 현상의 지연이 결과적으로 좌전전두영역 일부와 우청각영역 일부를 비대하게 만든 가능성이 있는 것으로 판단해볼 수 있다.

　필자 등의 검토 결과로, 일부 심인성 난청아들은 어떤 심리적 스트레스로 인해 소아기에 있어서의 신경세포 시냅스의 가지치기 현상이 지연되고 있다는 것도 추측해 볼 수 있다. 감수성(임계)기라 불리는 성장기에는 외부세계의 자극에 대해 효율적으로 뇌의 시냅스를 구축해 가는데, 심인성 난청의 증례에서는 어떤 심리적 요인 등으로 인해 가지치기현상이 불충분해져서 늦어짐으로써 결과적으로 좌전전두영역의 일부와 우청각영역 일부의 회백질이 비대화된 것으로 추측된다.

문헌

1) 大迫茂人. 心因性難聴. 小児科 1987;28:323-330

2) Tomoda A, Kinoshita S, Korenaga Y, Mabe H. Pseudohypacusis in childhood and adolescence is associated with increased gray matter volume in the medial frontal gyrus and superior temporal gyrus. Cortex 2010 Oct 14[Epub ahead of print].

3) Tomoda A, sheu YS, Rabi K, Suzuki H, Navalta CP, Polcari A, Teicher MH. Exposure to parental verbal abuse is associated with increased gray matter volume in superior temporal gyrus. NeuroImage, 10.1016/j.neuroimage.2010.05.027.

4) 渡邉雅彦. シナプス回路発達の分子メカニズム. 北海道医誌 2010;85:17-21.

학대 받은 아이들에 대한 돌봄, 치료

1. 피학대아의 치료와 심리적 돌봄

치료의 원칙은 우선 안심할 수 있고 안전하다고 느낄 수 있는 장을 확보한 후 아이들의 경우는 Posttraumatic play therapy*, 성인의 경우는 트라우마와 대면하여 그것을 뛰어넘을 수 있도록 하는 심리요법이 유효한데 안구운동 민감소실 및 재처리 요법(Eye Movement Desensitization and Reprocessing; EMDR)도 그러한 방법들 중 하나로 주목을 받고 있다. 치료와 함께 현재의 안정과 안전, 인간관계의 재구축 등을 위해 그룹 워크를 해나가는 것도 중요할 것이다.

피학대아들이 '뇌'와 '마음'에 입은 상처는 결코 간과해서는 안 된다. 그것은 일회적으로 끝나는 것이 아니라 성인이 된 이후의 '부적응'이나 인격장애를 일으키는 원인이 될 수 있기 때문이다. 학대를 미리 예방하는 것이 가장 좋은 방법이겠지만, 학대아들을 가능한 한 서둘러 돌보는 것도 필요하다. 예를 들어 어미 쥐와 격리 시킴으로 스트레스 내성이 낮아진 새끼 쥐의 경우, 그 후 곧 다른 충분한 양육 환경을 제공해 줌으로써 스트레스 내성이 회복되는 것을 볼 수 있었다. 인간에게 있어서도 마찬가지로, 가능한 한 빨리 학대 상황으로부터 구출해내어 극진한 양육 환경을 갖추어 주는 것이 아이의 발달에는 중요할 것이다.

앞서 언급한 바와 같이 필자 등은 아동학대에 의한 환경을 '뇌의 상처'와 '마음의 상

---

* Posttraumatic play therapy

학대를 경험한 아이들의 트라우마(심리적 외상)를 제거하기 위한 치료법의 일종. 구체적으로는 트라우마의 문제를 해결하기 위해 학대 받은 아이들에게 테라피스트가 인형 등을 이용한 놀이로 트라우마 체험을 재현하거나, 그 체험을 그림 그리게 하는 놀이를 통하여, 학대체험에 동반된 격한 감정을 해소시켜주는 놀이요법이다.

처'라는 두 가지 관점에서 분석하여 각각의 치료에 대하여 고찰해 왔다. 즉 아동학대에 의한 영향이 뇌라는 '기질'에 영향을 미침과 동시에 인간의 마음이라는 작용에도 영향을 미친다고 본다. 우리는 이러한 상처가 결코 낫지 않는 것이 아니라 치유될 수 있는 것이라는 점을 강조하고 싶다. 우선 '뇌의 상처'에 대해서는 최신의 뇌과학적 식견을 바탕으로 하여 아동학대가 뇌에 미치는 영향과 그것에 대한 약물치료의 가능성에 대해서 기술해 왔다. 조기에 다양한 약물치료를 함으로써 학대로 인한 외상 후 스트레스 장애(PTSD)가 중증이 되는 것을 막을 수 있는 시대가 목전에 와 있다. 또한 '마음의 상처'에 대해서는, 아동학대로 인해 일그러진 마음의 발달을 어떻게 정상적인 모습으로 되찾을 수 있을까 하는 것에 대해 우리들의 체험과 몇몇 문헌을 바탕으로 기술해 가고자 한다.

약물요법은 필요한가?

약물요법은 특히 만성기의 치료에 유효하다. 또한 조기 개입의 치료도 기대된다. 가장 우선적으로 안정, 안전의 회복을 위해서는 위기 상황에 개입을 하는 경우도 있으며, 필요에 따라 약물요법을 실시한다. 원칙적으로 소아의 경우 심리요법과 병행해 가는 것에 가장 유효성을 기대하고 있다[1, 2].

피학대아 중에서 트라우마 체험을 가진 아이의 PTSD 증상, 특히 수면장애, 집중곤란, 이자극성(易刺戟性) 등에 대해서는 항불안약이나 항정신병약이 선택된다. 우울 상태를 동반하는 경우에는 항우울약의 선택적 세로토닌 재흡수 억제제(SSRI)도 신중히 소량에서부터 투여 해가면 유효하다. 그 밖의 항우울약도 아이의 체중을 고려하여 아주 소량에서부터 사용하는 것이 원칙이다.

항불안약에는 벤조디아제핀계의 약제가 사용된다. 소아의 경우, 성인에게 사용하는 1/4~1/2 정도의 양을 신중히 투여한다. 어찌 되었든 약물요법에만 의지하지 말고 심리요법을 실시해가는 과정에서 약물을 병용해야 할 것이다. 또한 소아에 있어서도 항아드레날린작용약인 클로니딘(카다프레스) 0.075~0.9mg를 자기 전에 사용하는 경우도 있다. 충동성이나 패닉 증상이 심할 때에는 비정형항정신병약을 체중에 맞게 소량에서부터 신중히 투여한다.

한편 소아기의 피학대로 인한 반응성 애착장애와 해리를 배경으로 한 다동성 행동장애와 주의력결핍 과잉행동장애(ADHD)를 감별하는데 어려움을 겪는 경우가 있다. 스기야마는 몇 해 전 일본 내에서 발표된 소아의 ADHD에 효과가 있는 아토목세틴(atomoxetine)이 ADHD의 기반이 있고 학대를 당했던 증례나 아동기에 양극성장애가 있는 증례에 유용한 것으로 보고 있으나, 그 약리적 효과는 명확하지 않다. 집중 곤란, 안절부절 못함이나 짜증, 공격성 등 ADHD와 매우 흡사한 다동 증상에 어느 정도 유효한 것으로 알려져 있다[3].

심리적 돌봄의 필요성

지진이나 태풍 등의 자연재해, 전쟁이나 사고 등의 인위적 재해는 충격적이기는 하지만 인생에 몇 번 있을까 말까 하게 발생하는 비일상적 사건이다. 그에 비해 학대는 아이에게 있어서 매우 당연한 존재인 부모가 사건을 일으킨다. 부모의 '훈육·교육'이 학대라면 그것은 유아가 태어난 이후의 생활 그 자체가 학대라는 현상 속에 편재되어 있음을 의미한다. 즉 유아에게 있어서 학대란 '비일상'이 아니라 틀림없는 '일상'의 모습인 것이다. 모리타는 그것을 가족 내의 '문화'라 표현하였다[4]. 우리가 보면 학대란 것은 비일상적이며 평범하지 않은 상태이다. 그러나 피학대아는 '일상적이며 평범한 생활'을 경험한 적이 없는 경우가 거의 대부분이기 때문에 설령 그것이 스트레스가 가득한 상황이라 해도 그 환경을 의심할 수 없다. 때문에 견디기 힘든 고통이나 공포 속에서도 어떻게든 살아갈 방법을 체득해 간다. 학대자에 대한 강한 애착을 나타내거나 그것을 어떻게든 잃지 않으려고 행동하거나 하는 것이 그 예이다. 이러한 모습은 전쟁 체험 등에서는 볼 수 없는 특이한 반응이다. 그 외에도 피학대아에게서 볼 수 있는 모습은 일종의 지적 장애, 무감각, 이상행동(반항, 성적 일탈), 수면장애, 자살 기도 등 여러 갈래로 나타난다. 아동학대는 아이들의 마음이 작용하는 방법이 형성되는 바로 그 시기에 일어나기 때문에 이런 수많은(마음이라는) 작용에 이상이 발생하는 것도 무리는 아니다.

이러한 문제 하나 하나에 대해 고유의 대응 방식이 있으나 여기에서 그 모든 것을 나열하기에는 어려움이 있다. 그래서 이 책에서는 어떠한 문제에 대응하더라도 필요하다고 여겨지는 시점을 제공하는데 역점을 두고자 한다. 다시 말해 ①트라우마에 대한 심리요법과 ②애착 문제에 대한 심리요법에 대해 기술하고자 한다.

2. 돌봄를 위한 심리요법

① 트라우마 치료를 위한 심리요법

벤텔콜크(Van der Kolk)(1996)에 의하면, 트라우마 해소를 목적으로 하는 심리요법에는 다음의 다섯 가지 목적이 있다. 1) 정서적 안정성의 회복, 2) 트라우마가 된 사건의 기억과 반응의 조건부 소거, 3) 트라우마가 된 것을 포함하여 인지적 스키마(schema)를 재형성하는 것, 4) 안전한 사회 관계를 회복하여 대인 관계를 가질 수 있게 되는 것, 5) 회복적인 정서 체험이다.

트라우마 처리의 기법으로서는 '장시간 노출요법'과 '안구운동 민감소실 및 재처리 요법(Eye Movement Desensitization and Reprocessing; EMDR)'이 치료 유효성이 확인되고 있다[5]. 후자인 EMDR은 트라우마에 대한 비교적 새로운 심리요법으로, 외상기억을 상기시키면서 동시에 치료자의 손을 쫓아서 안구운동을 시키면서 치료 효과를 거두고 있다. 그러나 그 작용 기제에 대해 뇌과학적 증거는 아직 집적되지 않았다. **소아들에게 장시간 노출 요법은 한계**가 있어서 EMDR의 적용을 생각할 수 있으나 이 작용 매커니즘에 관한 뇌 기능 차원에서의 연구는 아직 불충분하다. 이 점에서도 앞으로 위에 기술한 뇌의 기능적 변화, 나아가 생리학적, 생화학적 변화를 조사하여 트라우마 처리 기법의 과학적 뒷받침을 확립시킬 필요가 있을 것이다.

트라우마로 인해 일어날 수 있는 패닉

피학대아가 시설에서 생활을 하는 과정에서 문제가 되는 것 중의 하나로, 순간적으로 발생하는 패닉이 있다. 이러한 패닉의 대부분은 학대로 체험한 충격적인 체험이 트라우마가 되어 본인의 의사와 관계 없이 상기되어 버리는 것에서 기인한다. 그런 아이들과 카운슬링을 할 때에 치료자는 아이의 트라우마를 항상 의식하고 있어야 한다.

트라우마가 아이에게 어두운 그림자를 드리우는 것은 아이 안에서 과거의 체험이 잘 정리되지 않았기 때문이다. 죽을 지도 모른다는 공포를 느꼈던 그 때, 부모로부터 계속해서 무시당했을 때 느끼는 그 고독은 아이에게 있어서 직시하고 싶지 않은 고통스러운 기억이다. 인간은 본능적으로 그러한 기억을 은폐하거나 부정한다. 그럼으로써 일시적인 안심을 얻을 수 있기 때문이다. 그러나 그러한 안심은 오래 지속되지 못한다. 학대 부모로부터 분리된 이후의 생활에서도 다양한 사건을 계기로 억압되어 있었던 기억이 의식 안으로 환기되어 온다. 그것은 억압되었을 때와 비슷한 파괴력을 가지고 아이들을 덮쳐 온다. 때문에 아이는 격렬한 패닉을 일으키게 된다.

조금 이른 언급인 듯하지만 이러한 트라우마에 대한 대응으로서, 언어화에 의한 '과거의 학대 경험에 대한 인식'이 꼭 필요하다. 피학대아들이 마음에 큰 상처를 입었을 때에는 하루 빨리 아이들이 감정을 토해낼 수 있도록 주위가 배려를 해주는 것이 매우 중요하다. 적절한 심리적 돌봄이 이루어지지 않으면 오랜 기간에 걸쳐 '마음의 상처'가 치유되지 못하고 이른바 아물지 않은 상처로 남게 된다.

패닉에 대한 대응

처음에는 카운슬링을 해도 아이가 학대 당했을 때의 체험을 금방 이야기하지 않을 수도 있다. 애써 잊어버리려 했었던 당시의 체험을 다시 떠올리는 것 그 자체가 괴로운 체험이기 때문이다. 실제로 자신의 이야기를 시작하고 나서도 얼마나 자세히, 그리고 얼마나 감정을 담아서 말하는가는 아이마다 각각 다를 것이다. 치료자는 아이가 말하는 것을 방해하지 않고 찬찬히 들어줄 수 있는 태도가 필요하다. 일반적으로 환아들 스스로가 자신의 심리상태를 이상하다고 느끼고 있기 때문에 그 반응이 '이상한 일에 대한 정상적인 반응'이라는 것을 반복해서 알려주는 것도 의미가 있다. 트라우마 감정에 따르는 자책감이나 좌절감도 자연스러운 것이다. 그렇기 때문에 치료자와 환자 간에 회복 과정의 이미지를 구축하여 2~3주간의 사이클로 지켜볼 필요가 있다. 회복을 촉진시켜 가는 데 있어서 시간의 경과가 매우 유리하게 작용하기 때문에 너무 서둘러서는 안 된다. 환아들 본인의 대처 능력이나 직접적이 아닌 기능 회복을 주위에서 지지하면서(지지적 정신요법*), 트라우마 체험을 잊어버리는 것이 아니라 극복하는 힘을 체득해가도록 하는 것이 필요하다.

트라우마 치료를 위한 심리요법이 겨냥하는 최종적인 목표

아이들은 이야기 속에서 자기 안에서 뿔뿔이 흩어져 있었던 학대 당시 체험을 재체험하게 된다. 그렇기 때문에 그것은 커다란 고통을 수반한다. 큰 저항을 수반하는 작업이다. 그러나 그 체험은 물론 그 당시에 일방적으로 피해를 당한 체험과는 다르다. 현재라는 시점에서 과거를 돌아보는 형태로 이루지는 학대의 '재'체험은 오직 도망치고만 싶었던 기억을 현재의 자신과 관계 지어 바라보는 작업이며, 그것은 기억의 정리로 이어진다. 니시자와는 그 작업을 '트라우마 기억을 이야기의 기억(物語記憶)으로 바꾸기'라고 표현하였다[6].

앞서 언급한 바와 같이 피학대아들은 치료에 대해 저항을 보이는 경우가 적지 않다. 나만 좋아져도 되는가 하는 부적절한 죄의식이나 절망감을 느끼고 있거나, 돌봄을 받지 않는 것을 자기 가치관으로 연결시키는 왜곡된 사고가 형성되어 버렸기 때문이다. 이러한 경향은 지능수준이 높은 아이일수록 현저히 나타난다. 이러한 심리도 자세히 들여다 보면 학대 당시의 기억·감정을 가능한 한 떠올리지 않고 싶은 심리의 표출인 것으로 파악할 수 있다. 아이가 이야기하는 것을 기다리는 것은 정말로 인내가 필요한 작업이다. 아이에게서 무리하게 이야기를 이끌어내려 하는 것은 치료자에 대한 신뢰를 잃어 버리게 할 수 있다. 치료자가 그들의 기억을 끄집어내어 기억을 정리하는 것이 아니다. 치료자는 어디까지나 아이 자신이 기억을 떠올려 정리하는 '하나의 계기'이어야 한다. 그런 의미에서 치료자는 돕는 '사람'이라기보다 돕는 '장'이라 해야 할지도 모른다.

트라우마 처리에 대한 놀이(play)치료의 역할

치료자에 따라서는 말로 하는 카운슬링이 아니라 놀이(play)치료를 사용하는 치료자도 있을 것이다. 일반적으로 말로 체험을 다시 되돌아보는 작업이 불가능한 아이들에게는 심리요법의 적응이 어려울 수 있다. 그러나 아직 말을 충분히 구사하지 못하는 어린 아이나

＊ 지지적 정신요법

정신요법에는 정신분석, 행동요법, 인간중심요법, 가족요법 등이 있다. 그 중에서 지지적 정신요법은 가장 기본적인 정신요법으로, 치료자가 환자에게 하는 모든 행위는 지지요법이라고 할 수 있다. 치료자가 환자의 고민이나 불안을 잘 들어주고 그것을 이해하고 지지하는 것이 기본이다. 환자의 '무의식의 마음'과 '의식적 마음이나 행동'의 상호관계를 이해하면서 치료를 해나간다. 치료자가 환자에 대해 적극적이고 현실적인 태도를 취하여 환자가 사회에 적응해 갈 수 있도록 환자의 마음의 지지가 되거나 현실적 조언을 하기도 한다. 철저히 지지함으로써 환자의 마음을 편하게 하고 정신적으로 자립하면서 회복 할 수 있게 한다.

시설에 온 지 얼마 안 되어 치료자와 대화를 꺼려하는 아이들에게는 놀이치료가 유효하다. 앞서 언급한 Posttraumatic play therapy도 그 중 하나이다.

아이가 무언가(일반적인 아이들이 하는 것과는 성질이 다른) 폭력적인 놀이를 반복적으로 하고 있을 때 그것은 학대행위의 재체험이라고 볼 수 있다. 그러한 행위를 치료자가 억지로 못하게 하는 것은 좋지 않다. 프로이트의 fort-da*에 관한 기술에서 잘 알려져 있는 것처럼 말이 트이기 전의 아이들은 고통스러운 체험을 놀이 등의 행위 속에 상징적으로 표현하는 경우가 있다. 치료자는 거기에서 문제를 안고 있는 아이를 둘러싸고 있는 가정의 상태를 엿볼 수 있을지도 모른다. 물론 이러한 아이의 학대 상황에 대해서는 객관적인 조사가 필요하겠지만, 그것을 아이가 어떤 식으로 파악하고 있는가 하는 것의 일부분을 이러한 놀이 속에서 발견할 수 있다.

과거의 학대 체험에 대한 의미 부여

학대시의 기억·감정을 정리하는 과정 다음으로 치료자가 생각해야 하는 것은 학대 체험에 대해 어떻게 의미부여를 하면 좋을까 하는 문제이다. 학대는 일어나지 않는 것이 가장 좋겠지만 한번 일어나 버린 것을 없었던 일로 할 수는 없다. 과거의 사실을 바꿀 수는 없는 것이다. 그러나 과거의 사실에 대해 '견해(역주: 어떻게 바라볼 것인가)'를 바꾸는 것은 충분히 가능하다. 그것이야말로 트라우마에 대한 심리요법이 겨냥하고 있는 최종적인 목표이다.

학대 피해를 당한지 얼마 지나지 않은 아이들은 '나를 위해 엄마가 때리는 거야' 하는 인식으로 무리하게 자신의 마음을 묵살하려 한다. 그러나 그런 억압이 나중에 패닉을 일으키게 한다는 것은 잘 알려져 있는 일이다. 하지만 한 번 학대 체험에 대해 정리된 객관적인 기억을 가질 수 있으면 그런 불합리한 억압을 체험하지 않아도 된다. '결코 내가 나빴던 게 아니야. 나를 책망할 필요는 없어', '엄마도 어쩌면 괴로워했을지도 몰라. 그 때 나는 그걸 깨달을 수는 없었지만…'. 이러한 해석의 변화를 니시자와는 '체험의 의미부여를 변화시키기'라고 표현하였다[6]. 새롭게 이루어진 해석은 아이가 앞으로 어떻게 살아갈지를 생각하는 계기가 될 것이다. 본인이 자발적으로 이 '깨달음'에 도달할 수 있게 하기 위해서라도 치료자는 끈기 있게 이 작업을 함께 해 나가야만 한다.

EMDR을 이용한 피학대아들의 치료

EMDR은 비교적 새로운 심리요법으로 1989년에 Francine Shapiro에 의해 개발되었다[7]. 좌우로 왔다 갔다 하는 치료자의

> ### * 프로이트의 fort-da
>
> 프로이트의 손자가 엄마가 없는 사이, 실타래를 내던지며 'Fort(없어 없어)'라는 소리를 내고, 'Da(있네)'라는 소리를 내며 실타래를 다시 끌어오는 장난을 하고 있었다. 프로이트는 이 행위를 분석하여, 대개는 어머니의 부재를 수동적으로 받아들이던 유아가 어머니를 실타래로 상징화하여, 실타래를 던지는 행위로 어머니를 내쫓고, 실타래를 다시 끌어오는 것으로 어머니가 나타난 기쁨을 되풀이하여 재현한다고 해석하였다.

손가락을 눈으로 쫓음으로써 기억을 정리하는 얕은 수면 상태인 램수면 상태에 뇌를 근접시켜 두고 과거의 외상 체험을 상기시켰을 때의 격렬한 공포와 연결된 트라우마의 기억을 먼 과거의 일처럼 느끼게 하여 다양한 일들에 대처할 수 있는 적극적인 자신을 의식할 수 있도록 하는 것이 이 치료의 목표이다. EMDR에서는 노출요법에 비해 고통스러운 기억을 자세히 이야기할 필요가 없기 때문에 환자들의 심적 부담이 적은 것으로 알려져 있다. 이 것을 아이들의 트라우마에 대한 심리요법에 적용한 것이 버터플라이 허그라는 방법으로, 말 그대로 자신을 끌어안아 주는 것이다. 양손으로 자기 자신을 끌어안고 가볍게 두드리며 '괜찮아', '무섭지 않아', '혼자가 아니야' 와 같이 스스로 마음에게 말을 건넬 수 있도록 지도한다. 시간을 들여서 그렇게 함으로써 과거의 체험을 온화하게 되돌아 볼 수도 있게 된다.

반대로, 만약 버터플라이 허그를 자주 하는 아이가 있다면 어쩌면 그 아이는 트라우마를 안고 있다고 생각해도 좋을 수도 있다.

---

② 애착(Attachment)에 대한 심리요법

피학대아의 애착 형성의 문제

과거 학대를 당했던 아이들의 애착 형성과 그 지원, 플래쉬 백에 대한 대응과 컨트롤, 해리에 대한 심리적 치료 등이 필요해진다. 테이처 등은 그러한 아이들을 적절히 돌보고, 아이에게 심한 스트레스를 주지 않는 것이 가장 중요하다고 한다[8]. 그러면 좌우양반구의 통합도 제대로 되면서 공격적이 되지 않고 정서적으로 안정을 찾아 타인에게 동정·공감하는 사회적 능력도 갖춘 어른 이 될 것이다. 그 과정이 사람이라는 사회적 동물인 우리에게 복잡한 대인관계를 가능케 할 뿐만 아니라 창조적 능력을 꽃피우게 할 것이라 믿고 싶다.

그런데 트라우마 체험에서 억압되어 있었던 기억을 환기시켜 정리하고 그것에 대해 다시 의미부여를 하는 과정은 특별히 아이들에게만 한정된 것이 아니라 일반적인 정신요법에서도 보여지는 것이다. 그러나 피학대아에 대한 돌봄에 있어서는 아이 특유의 문제에 주목하지 않을 수 없다. 즉 애착(attachment)의 문제이다[9]. 앞서 말한 바와 같이 피학대아는 '일상적이며 평범한 생활'을 경험한 적이 없는 사람이 대부분이기 때문에 설령 그것이 스트레스로 가득 찬 상황이라 해도 그 환경을 전혀 의심하지 못한다. 때문에 견디기 힘든 고통이나 공포 속에서도 어떻게든 살아가기 위한 나름의 방법을 체득해 간다. 그 표출로서 일어나는 것이 애착형성의 문제이다.

피학대에 의해 왜곡되는 애착 형성

학대가 이루어지고 있는 경우에 애착은 올바르게 형성되지 않는다. 적어도 일반적인 형태로는 형성되지 않는다. 나를 보호해 주어야 할 존재인 부모는 공포와 불안으로 가득 찬 존재이다. 폭력이나 폭언, 무시 등은 견디기 힘든 고통과 공포를 아이들에게 안겨주고 거기서 아이들이 부모에 대해 애착을 형성 해간다는 것은 우리가 보더라도 생각하기 힘든 일이다. 그러나 그러한 부모라도 아이들에게 있어서는 세상 모든 것과 같은 존재이다. 아이는 자신에게 고통을 주는 사람 아래에서도 될 수 있는 한 안심감과 신뢰를 얻으려고 하므로 부모에게 애착을 가지려 한다. 그렇기 때문에 일상적으로 휘둘리는 폭력에 대해 정서적 마비를 일으켜 폭력에 대해 무감각해지기 쉽다[10]. 일반적인 유아의 애착형성이 이른바 자연스럽게 이루어지는 것에 비해 피학대아들의 경우는 의식적으로 형성되는 것처럼 보인다. 이 '왜곡된 형태'의 애착형성에 의하여 아이는 가해자를 절대적으로 옳다고 믿고 반대로 자기자신이야말로 나쁘다고 생각하게 된다. 두말할 것도 없이 그것은 적응이며 정신분석적 용어를 사용한다면 방어기제이다. 이러한 왜곡된 형태의 애착은 그것을 기초로 하여 부모 이외의 사람들과의 인간관계에도 적용된다. 무조건 상대방의 말을 따르거나 자신의 의견을 묵살하여 상대방에게 말을 하지 않는 등 가능한 한 다른 사람과 문제를 일으키려 하지 않는다. 그러나 이런 경향은 상대방에 대한 불신이나 상대방과의 관계를 끊고 고립되는 것으로 연결되기도 쉽다.

피학대아들의 애착 재형성의 필요성

아동보호시설에서 피학대아가 적응하지 못하는 것은 잘 알려져 있으나, 그것은 우리가 자라 온 문화와 그들이 자라 온 문화가 다르다는 것, 그리고 피학대아의 애착형성 양식이 우리의 애착과 크게 다르다는 것에 원인이 있다.

아오키는 심리요법에서 의외로 이 애착 문제가 경시되고 있다는 것을 지적하고 있다[11]. 그는 트라우마 문제와 애착 문제는 동시에 존재하며 함께 일어나는 것이라 지적하고 있으며 필자 역시 그 입장을 강하게 지지하는 바이다. 또한 니시자와는 자신의 임상에서 애착 문제에 어떻게 대응해 가는가를 구체적으로 기술하고 있다[6].

애착의 형성이 불충분한 아이들에게 우선 필요한 것은 바로, 가까이에 있는 타인이 기본적으로 안심해도 되는 존재다 라는 인식이다. 그 사람들에게 신뢰를 둠으로써 자기가 안심할 수 있는 기지를 확보할 수 있다. 그러한 의식을 가질 수 있게 하는 것이 그 밖의 사람들에 대한 신뢰관계를 쌓아가는 토대가 된다.

이 구축은 앞서 기술한 트라우마에 대한 심리요법('장시간 노출 요법'과 '안구운동 민감소실 및 재처리 요법(EMDR)')과 병행하여 진행되어야 한다는 것은 다시 언급하지 않아도 될 것이다. 자신의 괴로운 체험에 대해 가만히 귀를 기울여주는 스탭, 비슷한 고통스러운 일을 겪었어도 열심히 서로 의지하며 살아가려 하는 동료들, 그런 사람들과의 교류야말로 애착형성을 만들어내는 씨앗이 된다. 처음에는 그들과의 충돌이 많을 수도 있다. 그러나 그 충돌을 서로 받아들임으로써 스스로의 문제 행동을 자기 안에서 처리할 수 있게 되고, 다음부터는 컨트롤하려고 하는 마음이 싹트게 된다. 환아들 본인의 힘뿐만 아니라 주위로부터의 작용에 의해 회복되어 가는 것이기 때문에 원조자측에서부터 적극적으로 접촉하도록 노력하지 않으면 안 된다. 일상적으로 신뢰 관계를 유지하고 있는 학교 선생님 등이 있으면 더욱 든든할 것이다. 또한 아오키는 애착 문제를 파악함에 있어서 지표가 되는 스케일을 제기하였다[11]. 이러한 객관적 견해도 받아들이면서 아이들이 안고 있는 문제를 정리해가는 작업이 전문가에게는 요구될 것이다. 최종 목표는 PTSD로 진행되기 이전의 일상생활로 돌아가는 것이다. 아이는 트라우마로부터 벗어나려 노력하고 그 기억에 지배당하지 않는 스스로의 컨트롤 감각을 회복해 갈 것이다.

사회적 보호의 중요성

앞서 기술한 바와 같이 피학대아의 치료는 약물요법, 이미지기법(노출요법, EMDR), 놀이 치료 등 트라우마 치료의 원칙을 적용한 것이 효과적이지만, 그 후의 지원으로서는 사회적 보호가 반드시 있어야 한다. 피학대아들이 학대 현장에서 벗어난 후 생활하게 되는 주요 장소가 아동보호시설이다. 입소대상자는 유아(만1세부터 초등학교 취학 전까지: 1세 이상) 및 소년(초등학교 취학 시기부터 만18세가 되기 전까지: 만 18세 미만)이다. 경우에 따라서는 20세까지 연장할 수 있다. 유아(1세 미만인 자)는 유아원에 입소하게 된다. 후생노동성이 실시한 '아동보호시설 입소 아동에 대한 조사'에서는 매년 약간의 변동은 있으나 입소아동의 평균연령은 10.6세, 평균입소 기간은 4.6년이다.

후생노동성의 2011년도 아동보호시설 등의 사회적 보호의 과제에 관한 검토위원회 · 사회보장심의회 아동부회 사회적 보호 전문위원회가 정리한 '사회적 보호의 과제와 미래상'에는 다음과 같은 구절이 있다. ①학대는 피해를 입은 아이들에게서 '소중한 존재로 존중 받는 체험'을 빼앗고 '안심감'이나 '자신감'을 획득하는 것을 방해한다. ②사회적 보호의 기초는 일상적 양육의 영위이며, 안전하고 안심할 수 있는 환경 속에서 애착 형성을 이루어 심신 및 사회성의 적절한 발달을 촉진하는 양육의 장이 될 필요가 있다. ③사회적 보호의 양육자는 아이의 심신의 성장과 치유에 관한 다양한 이론이나 기법을 통합적으로 적용해갈 수 있어야 한다. 사회적 보호는 '안심감'을 가질 수 있는 장소에서 '소중한 존재로 존중 받는 체험'을 제공하여 아이들에게 '자신감(자기긍정감이나 주체성)'을 회복할 수 있게 하는 역할을 한다. ④아이는 적절한 양육을 받음으로써 보다 잘 살아가기 위해 필요한 의욕이나 좋은 인간관계를 쌓기 위한 사회성을 획득하여 사회의 일원으로서 책임감과 자각을 갖는다. 또한 부모를 비롯한 신뢰할 수 있는 주변 어른들의 존재를 통해 적절한 자기이미지를 형성함과 동시에 살아가기 위한 자신감을 얻어 간다.

이 보고서에서는 사회적 보호의 새로운 형태를 명확히 제시하고 있으며, '일본의 사회적 보호는 앞으로 가정적 보호를 목표로 나아간다'고 선언하는 방향성을 보여준 점에서도 피학대아들을 받아들이는 환경이 지금보다 더 개선될 것으로 기대된다.

양부모의 역할

또한 양부모라는 형태로 피학대아들을 받아들여 따뜻한 가정 생활을 경험하게 해 주는 것은 아이들의 건강한 성장을 위해 매우 의미가 깊다. 최근 몇 년 새에 기존의 양부모에 대해서는 양자의 인연을 맺으면서 양친이 될 것을 희망하는 양부모와 양육 양부모를 구별하고, 나아가 양육 양부모에 대해서는 양육 양부모(기존의 단기 양부모는 이 양육 양부모에 포함됨)와 전문 양부모로 구분하게 되었다.

따라서 양부모의 종류는 양자의 인연을 전제로 하지 않는 양육 양부모, 전문 양부모, 기존의 단기 양부모를 합한 '양육 양부모', 나아가 '양자 인연을 맺음으로써 양친이 될 것을 희망하는 양부모', '가족 양부모' 등이 있으며, 현재 전국에는 '양부모를 회원으로 하는 64개의 양부모회가 있다. 앞으로도 피학대아의 개선뿐만 아니라 양부모제도의 충실 등, 사회적 보호의 지속적 지원이 필요하다.

문헌

1) Excellence NIfC. Post-traumatic stress disorder. The management of PTSD in adults and children in primary and secondary care. Gsakell and the British Psychological Society 2005.

2) Ursano RJ, Bell C, Eth S, Friedman M, Norwood A, Pfefferbaum B, et al. Practice guideline for the treatment of patients with acute stress disorder and posttraumatic stress disorder. Am J Psychiatry 2004;161 Suppl 11;S3-31.

3) 杉山登志郎. ADHDに対するアトモキセチンの臨床. 脳21　2010;13(2),74-79,2010.

4) 森田喜治.　児童養護施設での環境療法と心理療法. 杉村省吾, 本多　修, 富永良喜, 高橋　哲(編). トラウマとPTSDの心理援助. 金剛出版. 2006.

5) 杉山登志郎. 子ども虐待へのEMDRによる治療2.こころのりんしょう 2008;27(2),289-292,2008.

6) 西澤　哲.子ども虐待.　講談社現代新書. 2010.

7) Shapiro F. Efficacy of the eye movement desensitization procedure in the treatment of traumatic memories. Journal of traumatic stress studies,1989;2,199-223.

8) Teicher MH, Samson JA, Polcari A, McGreenery CE. Sticks, stones, and hurtful words: relative effects of various forms of childhood maltreatment. Am J Psychiatry 2006;163(6),993-1000.

9) Piaget J.新しい児童心理学. 白水社. 2005;26:1-160.

10) Kelly K, Totten M. When children kill: A social Psychological study of youth homicide. Broadview Press. 2002.

11) 青木　豊. 被虐待乳幼児に対するトラウマ治療と愛着治療.　トラウマティック·ストレス 2008;6(1),15-23.

1. '애착장애'에 대하여

✸ 대인관계의 기초인 애착행동

피아제가 인지기능발달의 구분에서 감각운동기라고 부른 유아기까지, 장래의 다양한 행동발달에 대한 근본적 기능이 출현하는데 이것이 애착행동의 확립니다. 애착행동이란 영유아가 불안이나 두려움에 빠졌을 때 부모(양육자)와의 교류에 의하여 그 불안을 달래는 행동이다. 애착행동은 안정된 대인관계의 기초임과 동시에 스스로를 컨트롤하는 능력의 기반이기도 하다.

✸ 애착장애의 원인과 특징

애착장애(반응성 애착장애: RAD)가 생기는 원인으로서, DSM-Ⅳ(정신질환의 분류와 진단 가이드)는 ①안락, 자극 및 애착에 대한 아이의 기본적인 정서 욕구의 지속적 무시, ②아이의 기본적인 신체적 욕구의 무시, ③양육자가 계속 바뀜으로 인한 안정된 애착 형성의 저해(예를 들어 양부모가 빈번히 바뀌는 것) 이 3가지 중 한 가지에 의해 나타나는 병적 양육을 들 수 있다.

'억제형'과 '탈억제형' 두 가지 타입이 있는데, '억제형'은 돌봐주려 하고 있는 사람에게 매우 경계적이며 응석부리고 싶지만 솔직히 응석부리지 못하고 다정히 대해주고 있는데도 화를 내거나 싫어하며 울거나 하는 완전히 모순된 태도를 보이는 경우가 있다. 또 한 가지 '탈억제형'은 처음 대면하는 사람에게도 허물없이 다가가고 과도한 친절을 보여 사교적으로 보이지만 무경계이며 상대방을 잘 음미하려 하지 않는 특징이 있다.

정동기제가 완성되는 생후 5개월 무렵까지 학대를 받았던 경우, 76%가 애착장애를 보이며 그 후 다동성 행동장애, PTSD, 해리성 장애, 주요우울장애, 경계성 인격장애 등으로 진행된다는 보고가 있다. **피학대에 의한 애착장애 환아의 증상은 전반적 발달장애(PDD)나 주의력결핍 과잉행동장애(ADHD)와 증상이 매우 비슷해서 감별 진단이 쉽지 않다.** 애착장애 환아들에게서 다동증상이 인정되는 이유는 일상적인 부모로부터의 학대에 의한 반복성 트라우마로 인해 주의 집중과 자극 변별의 이상이 생기기 때문이라는 보고도 있다.

문헌

Piaget J. 新しい児童心理学. 白水社. 2005;26:1-160.
杉山登志郎. 発達障害の子どもたち. 講談社現代新書. 2010:1-231.

아동학대에 관하여 알아두어야 할 지식

1. 흔들린 아이 증후군

흔들린 아이 증후군의 병태와 증상

아기를 양 손으로 흔들거나 반복해서 높이 올렸다 내렸다 하면 두경부(頭頸部)가 심하게 흔들려서 그 결과 두개내 출혈이나 안저 출혈을 초래하여 뒤에 기술할 다양한 증상들이 나오는 일련의 질환군을 흔들린 아이 증후군(shaken baby syndrome)이라 한다[1]~[5]. 1세 미만 아이들에게 많이 나타나는데 2세 이후는 거의 찾아볼 수 없다. 그 발증 기제는 두 손으로 아이의 양 팔이나 몸통을 잡고 앞뒤로 심하게 흔들거나 높이 올렸다 내렸다를 반복함으로써 두부에 급격한 가속 감속, 각가속도가 발생하는 것에 기인한다. 더욱이 유아의 두부는 몸에 크기에 비하면 상대적으로 크고, 또한 머리를 지탱하는 경부근육이 아직 발달하지 않은 상태이다. 두개골은 아직 부드러우며 골 봉합이 완전히 닫혀져 있지 않기 때문에 두개골과 뇌실질의 틈새나 거미막하강은 성장한 아이나 성인에 비해 넓고 가교정맥의 지지조직도 쇠약하다. 게다가 수초화가 진행 중이라 뇌실질의 수분량이 많다는 이유도 있어서 힘이 부가되면 뇌실질이 두개골 안에서 흔들려 두개골과 부딪치거나 뇌혈관이나 신경계가 끊어지기도 한다. 또한 거미막하출혈이나 뇌내출혈, 경막하혈종을 초래하여 이어서 뇌부종이 발생, 그 결과 저산소성 허혈성 병변에 의한 대뇌위축이나 낭포성 뇌연화증에 이르게 한다. 또한 대뇌백질의 축색 단열이나 척수 손상도 보고되고 있다.

증상으로서는 포유(哺乳)장애, 구토, 의식장애, 이자극성(易刺戟性) 경련, 대천문 팽융(膨隆) 등이 나타나는데 가벼운 증상의 경우는 불쾌감, 포유력 저하, 감기, 산통 등 일반적으로 잘 알 수 없는 증상이 나타난다. 중증의 예로서는 급격히 의식장애나 경련이 일어나 점점 상태가 나빠지는 경우가 있는데, 경련중첩증에 이르는 일도 있다. 또한 무호흡이나 불규칙한 호흡에서 호흡정지나 서맥에 이르는 경우도 있으며, 빈사 상태에서 병원으로 이송

되는 경우도 있다. 환아의 예후를 좌우하며 사인이 될 수도 있는 중도의 뇌손상은 직접적인 외부의 힘이 가해지는 violent shaking이 원인으로, shaken impact syndrome이라고도 불린다[4), 8)]. 그러므로 유아들의 원인불명의 의식장애, 경련에 대해서는 흔들린 아이 증후군을 염두에 둘 필요가 있다. 흔들린 아이 증후군의 경우는 다른 신체적 학대와 달리 몸통이나 사지에는 출혈, 자반 등은 볼 수 없는 경우도 있으나 세게 잡혀 흔들림으로 인한 상완골이나 늑골 골절이 있는 경우가 있으므로 주의가 필요하다. 뿐만 아니라 망막이나 유리체 등 안저(眼底) 출혈이 높은 비율로 동반 발생(83%)하므로 안저 검사는 필수적이다[9)]. 망막 소견으로 주름 형성, 열공, 박리를 수반하는 양측성의 강한 망막 출혈은 흔들린 아이 증후군과 밀접한 관련성이 있다고 보여지는데, 초기에 안저 사진을 찍어 둘 필요가 있다. 다만 경도의 망막 출혈은 교통사고에 의한 경막하출혈이나 심폐소생 후에 나타나기도 하므로 그 증상만 가지고 흔들린 아이 증후군으로 진단하지 않도록 주의가 필요하다.

흔들린 아이 증후군의 배경에는 무엇이 있을까?

흔들린 아이 증후군에는 일반적인 아동 학대와 마찬가지로 저체중출생아나 만성질환의 유아 등, 부모가 키우기 힘들어하는 등의 스트레스가 그 배경에 존재하는 경우가 있다. 부모 쪽 요인은 사회경제적 인자, 가족 관계의 불안정, 정신적 미성숙, 인격장애, 부모 자신의 과거 피학대력, 알코올이나 약물의존과 관계되는 경우도 있다. 그러한 일련의 인자들이 있으면서 울음을 그치지 않는 아기와 지내는 동안 우는 걸 멈추게 하려고 하다보니 흔들린 아이 증후군에 이르게 되었다는 예가 있다. 그러나 이러한 문제가 전혀 보이지 않고 지극히 평범한 가정에서도 흔들린 아이 증후군은 발생하고 있으며, 일순간 벌컥 하여 충동적으로 아이들 흔들어 버리는 경우도 있다. 한편 학습장애, 주의력결핍 과잉행동장애(ADHD)*, 행동이상 등의 원인으로 흔들린 아이 증후군을 생각할 수 있는 예가 있다는 설도 있다[10)~12)].

흔들린 아이 증후군의 뇌 영상 해석

* 주의력결핍 과잉행동장애(attention deficit hyperactivity disorder ; ADHD)

침착함 없음, 주의집중을 지속하는데 어려움, 충동적인 언행의 3가지 증상을 주로하여, 1994년 DSM-IV부터 질환명으로 등장하였다. 유병률은 약 5%, 남아가 여아에 비해 5배 이상 많다고 알려져 있다. 증상은 독서가 서툴고, 사람과 대화하는 것이 어려우며, 전화하는 것이 어렵고, 기억이 모호하고, 기분이 고르지 못하고, 의욕이 없고, 백일몽, 서투름, 기억을 잘 못하고, 물건을 잘 잃어버리고, 안절부절 못하고, 물건을 정리하지 못하는 등이 있다. 또한 ADHD에 더하여 그밖의 발달장애가 함께 있는 경우도 있다.

두부 CT 검사는 두부 외상에서는 가장 많이 사용되는 검사[13)]로 경막하출혈, 거미막하출혈, 뇌내 점거성 병변 등에 유용하다[14)](그림 1). 특히 대뇌반구간열의 경막하출혈은 흔들린 아이 증후군에 많기 때문에 간과하는 일이 없도록 해야 한다. 양측성 경막하혈종, 특히 시간이 다른 진구성의 혈종이 있는 것도 학대를 의심할 수 있는 증거가 된다. 뇌부종에 의한 저흡수(低吸收)영역의 정도나 범위를 경과 관찰한다. 그러나 초기

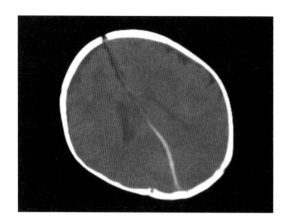

그림 1. 흔들린 아이 증후군의 두부CT 소견

증례는 생후 2개월 된 남아. 집에서 아버지가 전용 유모차를 실내로 가지고 들어와 '어르고 있었는데' 잠시 후 경련, 의식장애, 안색이 안 좋아지는 증세가 있어서 밤 12시 반경에 응급으로 외래 진료를 옴. 대뇌겸 후반을 따라 대뇌반구간열의 경막하혈종이 있었고, 대뇌반구에서는 광범위하게 피질백질 조영(contrast)의 소실 현상과 저흡수치, 좌반구를 중심으로 한 종창을 볼 수 있었다(경찰, 아동상담소에 통보). 대뇌겸 후반을 따라 나타난 대뇌반구간열의 경막하혈종은 흔들린 아이 증후군에서 많이 보이는 소견으로 알려져 있다. 발달지체, 경련 등의 후유증을 7년이 경과한 지금도 앓고 있다(구마모토시의사회 구마모토지역의료센터 소아과부장인 고토 요시타카 선생님의 후의에 의함).

의 뇌부종이나 양측성 경막하혈종 등에서는 병변을 묘출(描出)하지 못하는 경우도 있다[8), 15)]. 시간이 경과하면 뇌위축, 뇌실 확대, 낭포성뇌연화증, 공뇌증 등의 소견을 볼 수 있다[16), 17)]. 두부 MRI도 두부 CT와 나란히 유용한데, 경막하혈종의 묘출(描出)이나 발생 시기의 판정에서는 두부 CT보다 뛰어나다[18)](**그림 2**). 백질단열(shearing injury)은 피질백질 경계부나 반란원중심 등에 나타나는데 두부 MRI 쪽이 감도가 높다[19)~22)]. 그 밖에 아동학대의 경우에는 내장파열이나 신경원성 폐부종 등 다른 외상이 치명적이 되는 경우도 있으므로 전신 스크리닝을 할 필요가 있다. 1세 미만의 중상 두부 외상으로 진단 받은 증례의 95% 이상은 학대 결과에 의해 생긴 것이라고 보고된 바 있다[23)]. 또한 아이다(카나가와현립 아동의료센터 방사선부장)에 따르면 학대당하는 아이가 두부 외상을 입는 빈도는 전체의 1/5 이하 정도인 것으로 알려져 있다. 중증의 증례에서는 그 빈도가 높으며 특히 영유아에서는 피학대아의 주요한 사인이 된다[24)]. 또한 설령 목숨을 구했다 하더라도 후유증이 남는 빈도가 높다. 영유아는 스스로 학대 사실을 호소할 수 없기 때문에 피학대아를 현장에서 볼 기회가 있는 의료종사자들은 피학대아의 두부 영상에서 객관성 있는 소견을 가지는 것이 중요하다.

흔들린 아이 증후군의 예후와 대응

흔들린 아이 증후군의 사망률은 15~38%에 이르는 것으로 알려져 있다[25)]. 또한 중증례에서는 정신지체, 경도 사지마비 등의 운동기능장애, 간질, 시청각장애 등의 후유증이 남는 경우가 많다[26)]. 증세가 가벼워 조기치료가 가능하면 후유증이 남지 않고 완치되는 예도 있다. 자기도 모르게 벌컥 화를 내는 바람에 내 아이가 후유증으로 고통 받는 일이 없도록 유아 검진 등을 통해 주의를 환기 시킬 필요가 있을 것이다. 흔들린 아이 증후군은 아동학대 중에서도 사망률이나 후유증이 남게 되는 비율이 높은 중대한 문제이지만 아직 세간에 충분히 인식되어 있다고는 할 수 없다. 단순히 원인 불명의 경막하출혈이라고 진단을 내려

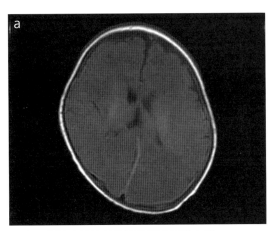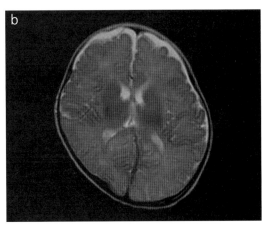

그림 2. 흔들린 아이 증후군의 두부 MRI 소견

a: T$_1$ 강조영상, b: T$_2$ 강조영상, 그림 1과 같은 증례. 양측성에 전두부를 중심으로 피질백질 경계부의 고신호 영역, 경막하혈종, 뇌부종에 의한 정중선shift가 인정됨. 두부 MRI 검사는 경막하혈종의 묘출이나 발생 시기 판정에서는 두부 CT 검사보다 탁월한 것으로 알려져 있다(구마모토시의사회 구마모토지역의료센터 소아과부장인 고토 요시타카 선생님의 후의에 의함).

지는 예도 적지 않다. 이 병명이 세간에 좀 더 알려질 필요가 있다. 그리고 재발 예방을 위해 부모를 포함한 보호자들을 대상으로 한 지도가 필요하다. 부모는 스스로를 책망하면서 정신적으로 스트레스에 빠질 가능성이 있으므로 카운슬링 등의 돌봄이 필요하다.

2. 애정차단증후군

육아에 있어서 애정은 없어서는 안 되는 것이다. 주 양육자인 어머니가 아이에게 애정이나 바람, 보호 같은 것들을 충분히 주지 못하면 그 결과 아이의 발달에 장애를 초래하게 될 것이다. 즉 아이의 발달에는 정신 발달과 운동 발달의 균형이 필요한데 그 양쪽 모두에 장애가 발생하게 되는 것이다[27]. 애정차단증후군은 사망하는 사례는 없을지라도 후유증이 남을 수 있는 위험한 질환으로 인식되어야 한다[28]~[32].

애정차단증후군의 증상

주요 증상으로서는 수면장애, 신체발달장애, 대인관계에 있어서의 장애, 신경성 습벽 등이 있다. 수면장애로는 깊이 잠들지 못하거나 수면 시간이 짧고, 밤에 우는 일 등이 있다[33]. 신체발육장애로는 키가 작고 체중 증가가 양호하지 못하며, 반대로 체중이 증가하는 경우도 있다. 또한 복부팽만, 설사, 언어지체 등이 있다[34]. 대인관계에 있어서의 장애로는 다른 아이들을 '물건'으로 취급하는 태도(타인에 대한 감정의 소실, 공격적 태도), 다른 아이를 협박자로 보는 태도(방어적 태도, 아이들 사이에서의 협력·모방·우정이 없음), 표정·반응의 결핍 등이 있다. 그리고 아이답게 무언가를 열심히 하는 것이나 감정의 기복, 타인과의 정서적 관계 등 발달해 가는 '마음'을 억눌러 버리기 때문에 아이다움이 없는 것처럼 보인다. 예를 들어 눈을 맞추지 못한다거나 표정이 결핍되어 있고 안기거나 다가가려 하지 않으며 부모에게 안기는 것을 싫어하는 등의 행동을 하는 경우가 있다. 신경성 습벽으로는 다음, 다식, 남몰래 먹는 것, 대변실금, 자해행위, 다른 자기자극행위(스스로 몸을 흔드는 록킹 등), 거짓말 등이 있다.

애정차단증후군의 배경

애정차단증후군이 되는 아이들은 애정을 받지 못하는 다양한 배경이 있는데[35], 다음과 같은 원인들을 생각해 볼 수 있다.

1) 전면적인 고립화: 아바론의 야생아(늑대에게서 자란 소년)

2) 부분적인 고립화: 생모와의 분리가 있었으며, 대리모와의 충분한 유대도 없음

3) 거듭되는 모자분리, 여러 명의 대리모 : 안정된 정서적 관계가 성립되지 못함

4) 모자 분리: 엄마에 대한 안정된 정서적 유대가 성립되기 이전에 아이가 엄마에게서 분리됨.

5) 엄마의 상실: 사망, 이혼에 따른 엄마와의 이별

6) 엄마다운 애정 표현이 부족한 것

7) 엄마의 심리적·정신적 장애

또한 부모의 정신적 미숙함, 불화, 별거 또는 이혼, 알코올 중독 등의 가정환경적 요인이 있다[36]. 그밖에 엄마 자신이 어렸을 때 자신의 모친으로부터 거절당하는 등의 환경에 처해 있었던 경우도 있다. 또한 엄마가 아이의 출생에 대해 거부적이었다는 것도 있다. 이러한 경우 가정환경에서의 아빠의 역할은 아이에게 있어서는 물론이거니와 엄마에게 있어서도 매우 중요하다.

애정차단증후군과 성장장애의 관련성– 애정 차단소인증

애정차단증후군에서는 정신발달장애뿐만 아니라 신체상의 발육장애도 일어난다는 것은 <2. 애정차단증후군의 증상>에서 언급하였으나, 모성적 애정의 결여, 이상한 가정환경이 원인이 되어 정신적·정서적 장애뿐만 아니라 신체적 증상으로 저신장(역주: 작은 키)이 나타나는 것을 일반적으로 애정 차단소인증(deprivation dwarfism)이라고 한다[37]. 저신장의 원인으로는 저영양뿐만 아니라 내분비적인 것이 있다. 시상하부에서 이루어지는 growth hormone releasing hormone(GHRH)의 분비를 포함한 상위중추의 조절기구의 장애에 기인하는 것으로 생각되고 있다[38]. 또한 정상아의 경우, 밤에 잠을 자는 동안에 성장호르몬(growth hormone:GH)분비의 최고점이 나타나지만 애정차단증후군 아이들은 수면 장애로 인해 자는 동안에 생리적인 GH의 분비에 장애가 일어난다. 또한 애정

차단증후군에서는 갑상선 기능저하도 나타나는 것으로 보인다. 체형은 성장호르몬 분비부전성 저신장증(하수체성소인증)과 매우 유사한데, 신장이 표준치의 -2.5SD(표준편차) 이하인 경우가 많다.

애정차단증후군에 대한 대응

이 증상일 가능성이 인정되면 아이를 그 환경에서 일단 벗어나게 하는 것이 중요하다[39), 40)]. 입원을 함으로써 생활환경이 개선되면 빠른 속도로 성장장애 외의 증상이 개선된다. 또한 환자를 가정으로부터 분리시키든가 환자에게 있어서 바람직하지 않은 생활환경을 제거하고 애정이 있는 생활환경을 제공해줌으로써 빠른 속도로 키가 자라고 체중이 증가하게 된다는 것, 또한 아이가 원래의 환경으로 되돌아가면 또다시 성장이 저하되는 것으로 알려져 있다 (**그림 3**). 성장장애의 개선과 함께 정신면의 발달도 마찬가지로 개선된다.

또한 가장 중요한 것은, 환자가 처해 있는 환경의 개선이다. 어렵게 아이의 발달 등이 개선되었다 하더라도 근원적인 환경이 이전과 마찬가지라면 또다시 재발해 버리기 때문이다. 애정차단증후군 아이들에게 있어서는 생활환경 그 자체가 병의 원인이라는 것을 인식할 필요가 있다. 그러나 부모 자식간의 관계 개선은 그리 쉬운 일이 아니라, 신뢰할 수 있는 친척에게 맡기거나 아동상담소를 통해 보호시설에서 보호를 받게 하는 대응도 있을 수 있다. 어쨌든 부모와의 재결합을 서두르지 말고 부모의 재교육과 아이에게 있어서 가장 좋은 생활환경을 신중하게 설정하는 것이 중요하다.

3. 스트레스가 뇌에 미치는 영향

'스트레서(stressor)'와 '스트레스 반응'

일반적으로 스트레스란 정신적이나 육체적으로 부담을 주는 상황이나 원인을 말한다. 학대 이외에도 따돌림이나 인간관계 등 스트레스가 되는 유해 자극을 '스트레서 (stressor)'라고 하며, 외부로부터의 유해자극으로 인한 심계항진이나 소화력 저하 등의 심신의 반응을 '스트레스 반응'이라 한다. 역사적으로는 캐나다의 내분비학자 셀리에 (Selye)는 부신피질자극호르몬(ACTH) 분비를 증가시키는 유해자극을 '스트레서'라고 정의하였다. 사람은 스트레스를 받으면 시상하부에서 코티코트로핀 방출호르몬(CRH)을 방출하여 뇌의 특정 부위나 하수체전엽의 분비세포의 활동이 고조된다. 그럼으로써 뇌하수체에서의 ACTH의 분비가 증가하게 되고, 그 결과 부신피질에서 코티졸(당질 코르티코이드)과 카테콜아민의 분비가 촉진된다. 스트레스에 대응할 수 있는 충분한 량의 코티졸이 분비되면 그 정보가 뇌로 피드백 되어 분비는 억제된다. 그러나 스트레스가 너무 심하면 이 피드백 기능이 제대로 작동하지 못하여 코티졸 분비량은 계속 증가하게 된다. 혈중 농도가 일정치 이상이 되면 중요한 뇌 영역에 독성이 생겨나서 해마나 전전두

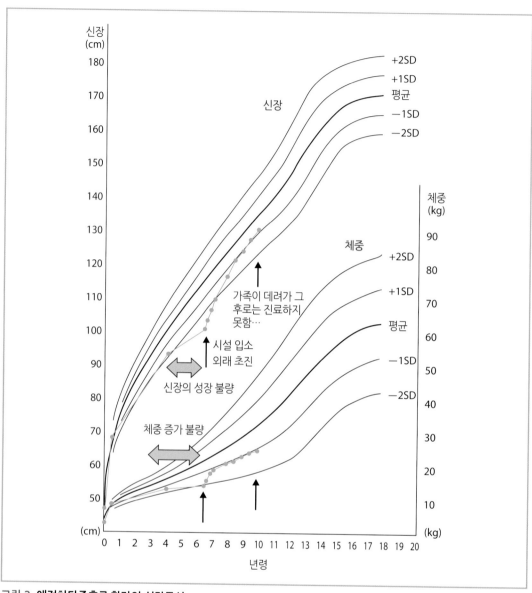

그림 3. 애정차단증후군 환자의 성장곡선
이 증례에서는 시설입소 이전에는 신장, 체중의 증가가 불량하였으나, 입소 후에는 순조롭게 신장, 체중이 증가하였다.
SD=표준편차

영역 등의 수상돌기가 위축되거나 편도체의 과도한 확대가 발생하게 된다. 확대된 편도체는 교감신경을 더욱 활성화시켜서 그것이 다양한 신체적 장애를 일으키는 원인이 되고 있다고 보고 있다. 이 시상하부-뇌하수체전엽-부신피질계의 기능 상승은 생체의 방어기제로, 유해자극으로부터 생명을 보호하고 있어서 생명을 유지하기 위해서는 불가

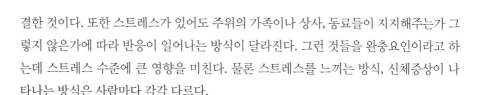

결한 것이다. 또한 스트레스가 있어도 주위의 가족이나 상사, 동료들이 지지해주는가 그렇지 않은가에 따라 반응이 일어나는 방식이 달라진다. 그런 것들을 완충요인이라고 하는데 스트레스 수준에 큰 영향을 미친다. 물론 스트레스를 느끼는 방식, 신체증상이 나타나는 방식은 사람마다 각각 다르다.

학대와 같은 강한 스트레스에 대한 인간의 생체 반응

다양한 심리사회적 스트레스가 우울증이나 PTSD의 위험을 높인다는 것은 제2장에서도 언급하였다. 쥐를 이용한 동물실험에서도 생후의 모자 분리 사육이 쥐에게 스트레스 취약성을 초래한다는 것이 밝혀졌고, 나아가서는 해마 등에 해를 입힌다는 것도 알게 되었다[41]. 성숙한 쥐에게서는 시상하부-뇌하수체-부신피질계의 이상과 뇌 내 유전자 발현의 변화를 볼 수 있다고 보고되었는데, 양육환경 등으로 인해 성숙 후의 뇌 기능에 이러한 변화가 생기는 것이 스트레스취약성의 분자 기반이라고 이해하고 있다[42]. 어린 시절 신체적 학대나 성학대 경험이 있는 우울증 환자와 그러한 학대 경험이 없는 우울증 환자를 비교해 보았더니 학대 경험이 있는 쪽이 증세 발현 시기가 빠르고, 알코올 의존증이나 약물의존증 등의 병존진단(comorbidity)이 많으며 자살 미수율이 높은 경향이 있다는 보고도 있다[42, 43].

급성스트레스와 만성스트레스에 대한 생체 반응

뇌에 가해지는 극단적인 과도한 자극은 과연 사람에게 어떠한 영향을 미치게 되는 것일까? 사람은 강한 스트레스를 받으면 급성반응으로 시상하부-뇌하수체-부신피질계, 시상하부-교감신경-부신수질계가 작동하면서 순식간에 교감신경계의 흥분이 일어나게 된다. 이어서 하수체전엽에서 ACTH 분비가 촉진되어 몇 분 이내에 부신피질에서 코티졸이 분비되는 한편, 부신수질에서 아드레날린, 노르아드레날린이 혈중으로 방출된다. 심기능이 항진되고 혈압이 상승하며 골격근으로 가는 혈류가 증가한다. 또한 혈당도 증가하면서 근활동에 필요한 에너지의 공급이 이루어지고, 비장 수축으로 인해 순환혈류로 가는 적혈구 방출이 증가하며, 기관지 평활근의 이완에 의해 호흡기량이 증가하거나 소름이 돋기도 한다. 이 과정은 세포 내에서의 아미노산이나 지질을 급속히 동원시킴과 동시에 에너지를 생성시키고 뇌에서 소비되는 글루코스를 만들어내어 기력을 고양시킴으로써 우울상태로 가는 것을 막아주는 구조로 되어 있다. 이러한 일련의 과정은 급성 스트레스에 대처하기 위한 생체반응이다. 그러나 급성이면서 지속적인 스트레스가 생체에 가해지면 상황은 조금 달라진다. 이 생체 기능을 유지하는 데에 중요한 역할을 담당하는 코티졸도 만성화하여 혈중농도의 상승이 길어지면 반대로 생체에 유해한 방향으로 작용하게 된다. 예를 들어 혈당치나 혈압의 상승, 면역반응의 저하 등을 초래하여 쉽게 질병으로 이어지게 된다[44]~[46].

스트레스에 영향을 받는 정신 상태

또한 스트레스로 인해 항상 주위 변화에 과민하게 반응하게 되고 집중 곤란이나 불면 등의 증상이 나타나기 때문에 정신 상태가 불안정해진다. 물론 뇌 발달의 큰 틀은 유전적으로 정해져 있으나 출생 전의 모태 환경이나 생후 반복적으로 받게 되는 다양한 자극으로 인해 신경회로의 형성이 유연하게 변할 수 있을 '가능성'을 가지고 있다는 아이들의 특성이 있다. 예를 들어 어린 아이에게 불면이라는 과각성 상태가 지속되면 원래 일과성이어야 할 상태가 지속되어 결국에는 "체질"이 되어 버린다고 경고하고 있다[47), 48)].

학대(강한 스트레스)와 우울증과의 관련성

제2장에서도 상세히 기술하였지만, 어렸을 때 신체적·성적·심리적 학대를 받으면 성장하고 나서도 정신적인 문제를 앓게 되는 경우가 있다. 가장 많이 인정되는 정신적 문제 중 하나가 바로 우울증이다[49), 50)]. 어린 시절의 신체적·성적 학대나 방임 등의 부적절한 양육은 성인이 되어 우울증을 앓게 될 위험성이 3배나 높은 것으로 알려져 있다[51)]. 특히 성학대의 영향은 더욱 커서, 자살기도를 반복할 위험성이 8배나 높아진다고 한다. 또한 어린 시절 학대 경험이 있는 우울증(기분 장애)환자들을 살펴보면 증세가 나타나는 나이가 어리고 다른 정신질환과의 병존 진단이 많다. 또한 병상(病相)의 주기가 빠르고 자살미수율이 높은 등의 특징을 볼 수 있다[43)]. 매우 예후가 좋지 않을 위험성을 고려한다면 이러한 학대에 대한 조속한 개입 대책을 시행해야 할 것이다. 이것을 뒷받침하는데 있어서 어린 시절 학대를 받는 등의 부적절한 양육환경적 요인이나 세로토닌 트랜스포터 유전자 등의 강한 유전적 요인이 있다 해도 제대로 된 사회적 보살핌이 있으면 예후가 나쁘지 않다는 보고도 나와 있다[52)].

4.   학대 받은 아이들의 심리적 돌봄의 중요성

필자 등이 속한 연구팀의 주임인 테이처는, 학대 받은 아이들은 그렇지 않은 아이들에 비해 정신, 행동 면에서의 이상이 발생하기 쉽다는 증거로 보아 어린 시절의 극단적인 스트레스가 정상적이며 순조로운 뇌의 전반적 발달에 유해하게 작용하여 어른이 되어서도 이어지는 정신증상을 초래한다는 가설을 내세우며 연구를 시작했다. De Bellis, Stein, Bremner 등의 많은 과학자들도 이와 동일한 가설을 명백하게 제창하기에 이르렀다.

학대로 인해 발생하는 뇌의 변화에 관한 테이처의 가설

그렇다면 학대로 인한 뇌의 변화는 대체 무엇을 위한 것일까? 인간의 뇌는 경험에 의하여 재구축되도록 진화해 왔다. 우리 선조들은 지극히 일상적으로, 특히 어렸을 때 생명의 위기에 처해지는 여러 경험들을 하며 그럴 때마다 적응해 왔을 것이다. 그렇다면 발달과정에 있는 아이의 뇌는 학대를 당하면 그것을 잘 처리하도록 진화하지 않았던 것일까? 테이처는, 인류는 좋은 것이든 나쁜 것이든 적응하기 위해 진화를 계속해 왔던 것이 아닌지, 혹은 학대로 인해 비적응적 데미지를 입게 되어 버린 것이 아닌지 하는 가설을 세웠다.

출산 연령이 어린 학대경험자

사실 어렸을 때 성적·신체적 학대나 방임을 당한 사람은 성적으로 조숙하고 상식을 벗어난 문제행동을 일으키기 쉽다. 또한 십대 때 결혼을 하여 출산연령도 어려진다[53]. 테이처는, 어렸을 때 격한 스트레스를 받으면 뇌에 분자적·신경생물학적 변화가 일어나게 되어 아마 (비적응적 손상을 입게 된다고 생각하기 보다) 신경발달을 보다 적응적 방향으로 이끄는 것이 아닐까 하고 추측하고 있다. 설령 그것이 과잉적응이 되었다고 하더라도 위험 가득한 잔혹한 세상 속에서 살아남는 동시에 자손을 많이 남길 수 있도록 뇌를 적응시켜 간 것이 아닐까? 즉 학대로 인한 뇌의 변화는 잔혹한 세상을 꿋꿋이 살아가는 '적응'이 아닐까?

가혹한 상태에서 살아남는 데에는 어떤 특성이나 능력이 유리해지는 것일까? 이른바 '투쟁 혹은 도주' 반응을 동원하는 능력이 중요하다는 것은 말할 나위가 없다. 그것은 주저하지 않고 덤벼드는 공격반응이나 위험에 대해 높은 수위의 경계태세로 들어가는 반응, 부상의 회복을 촉진하는 반응이 있다고 한다. 이러한 의미에서 테이처 등의 연구팀이나 수많은 과학자들이 관찰한 뇌의 변화는 '불리한 환경에 대응하는 적응이다'라고 할 수 있지 않을까?

적응한 뇌의 대상(代償)

테이처에 따르면, 이러한 적응상태는 생식연령 중에는 오히려 상처받은 개인을 안전하게 지낼 수 있게 하는 데에 도움이 된다. 그러나 그 대상으로서 성적 난혼 상태를 촉진시켜 부모가 다른 많은 아이를 낳을 가능성도 높다. 그것은 생물 진화(즉, 다산)에는 불가결한 일이지만 그 대상(代償)도 상당하다. McEwen은 다음과 같은 가설을 세우고 있다[44]~[46]. 스트레스 반응계의 과도한 활성화는 단기적으로는 생존을 위해 불가결하지만 장기적으로는 이른바 성인병으로 불리는 비만이나 당뇨병, 고혈압 등이 될 가능성을 높이고, 자살을 생각하는 등의 정신적 문제를 일으키며, 노화를 앞당기고 해마를 포함한 뇌구조의 변성을 촉진하는 것이 아닐까 하는 것이다.

뇌의 정상적인 발달을 지연시키는 학대 후유증

결론적으로, 어린 시절 받은 학대는 뇌의 정상적인 발달을 변화시켜 돌이킬 수 없는 상처가 될 수 있다. 극단적인 스트레스는 여러 가지 반사회적 행동을 일으키도록 뇌를 변화시켜 간다. 스트레스는 신체적·심리적·성적 트라우마의 형태를 취하는 경우도 있는가 하면 전쟁이나 기아, 자연 재해가 스트레스가 되는 경우도 있다. 또한 피할 수 없는 생활상의 스트레스로 인해 초래되는 부정적인 심리적 효과에 대해 사람들이 저항성을 갖는가의 여부도 뇌의 스트레스 취약성을 생각할 때 중요한 요소일 것이다. 이 때 호르몬의 양이 극히 미미하게 변화하여 아이의 뇌신경의 배선을 '적응'이라는 형태로 영원히 바꾸어 버린다. 그리고 타인의 불행을 기뻐하는 듯한 냉혹한 세상에서도 살아가도록 적응해 갈 수 있는 것이다.

이러한 일련의 일들을 통해 폭력이나 학대는 세대와 사회를 넘어 대물림 되어 간다. 이 아픈 결과로 보아 분명히 말할 수 있는 것은 수백만이나 되는 어린 희생자들이 돌이킬 수 없는 상처를 입기 전에 아동학대나 방임을 어떻게든 막지 않으면 안 된다. 학대를 예방하는 데에는 학대 그 자체를 막는 것 및 학대의 연쇄 고리를 끊는 것도 필요하다. 피학대자뿐만 아니라 학대자가 왜 학대를 하는 것인지에 관한 학대하는 쪽의 연구, 예를 들어 학대한 부모의 뇌내 메커니즘을 해명하기 위해 상세한 영상분석을 하는 것도 앞으로 필요할 것이다. 또한 학대를 부르는 사회환경을 만들지 않도록 우리 스스로가 명심해야 할 것이다.

'학대의 연쇄'를 끊는 수단

불행하게도 전세계적으로 아동학대는 계속해서 늘어가고 있는 추세라 이미 드물지 않은 일이 되고 있으며 앞으로도 현저히 증가할 것이라 염려되고 있다. '학대의 연쇄'를 끊는 데에는 학대당하고 있는 아이들을 보호하고 적절한 환경에서 양육할 필요가 있다. 이미 언급하였지만, 모자분리사육 후에도 좋은 양육환경에서 자라게 함으로써 스트레스 취약성이 개선될 수 있다는 것이 동물실험을 통해 증명되었다. 따라서 문제가 있는 환경에서 자란 아이들도 그 후의 극진한 양육에 의해 스트레스 취약성을 감소시키는 것은 가능하다고 볼 수 있으므로, 학대 받은 아이들의 보호나 사회적 보살핌 등이 중요할 것이다. 많은 아이들에게 심적 외상의 후유증, 즉 '치유되지 않는 상처'가 존재할 가능성을 전제로 그 정신적 보살핌은 충분히 이루어져야 할 필요가 있다.

학대 받은 아이들의 마음 돌봄

학대 받은 아이들의 마음을 돌볼 필요가 있다는 것은 굳이 말할 것도 없다. 이러한 경위로 뇌에 상처가 생긴 아이들에 대해 어떻게 대응해야 하는가? 테이처 등은 그런 아이들을 적절히 돌보고 격한 스트레스를 주지 않도록 하는 것이 가장 중요한 일이라고 한다. 그러면 좌우양반구의 통합도 제대로 이루어지면서 아이가 공격적이 되지 않고 정서적으로 안정을 찾아 타인에 대해 동정·공감을 할 줄 아는 사회적 능력도 갖춘 어른으로 성장해갈 것이다. 이 과정이 사람이라는 사회적 동물인 우리에게 복잡한 대인관계를 구축해가는 능력을 가능케 할 뿐만 아니라 창조적 능력을 꽃피우게 한다고 믿고 싶다.

부모는 자신의 불안초조감을 아이에게 풀고 있지는 않은가?

학대를 불러일으킬 수 있는 사회 환경, 예를 들어 핵가족 안에서 엄마가 양육하면서 겪는 힘든 일들을 아무한테도 상의하지 못하고 고민만 더해가다 결국 그 욕구불만을 아이에게 터뜨리고 마는 것과 같은 상황을 막을 수 있도록 사회 전체가 함께 대응하는 지원체계가 필요할 것이다. 물론 초기개입 여부에 따라 피학대아의 예후도 달라지기 때문에 지역차원에서 피학대아를 어떻게 서포트 할 것인가 하는 것도 잊어서는 안 된다. 따라서 지역사회 안에서 아동상담소, 학교나 보육원 등의 긴밀한 연대, 네트워크 형성이 앞으로도 더욱 중요해질 것이다. 예를 들어 나가노현 청소년가정과의 2004년도 통계에 따르면 주요 학대는 대다수가 친부모가 차지하고 있는데(82.5%), 그 중 친모가 61.1%를 차지하고 있다고 한다. 육아불안을 겪는 엄마들에 대한 지원이나 지역 또는 가정에서 고립되지 않도록 육아지원이 더욱 필요해질 것이라 판단된다.

5. 발달 장애에 대한 재고

아동학대와 발달장애의 접점

발달장애와 아동학대는 어떻게 얽혀 있는가 – 애착장애의 관점에서

최근 들어 소아과나 아동정신과를 찾는 수가 증가하고 있는 아동들에게는 발달장애 특유의 '양육의 어려움'이 있다. 그 양육의 어려움이 학대 요인이 되고 있음을 부정할 수 없다. 필자 등은 이 점에 대해 개관해 보고자 한다. '양육의 어려움'을 해결하지 않는 한 발달장애아들에 대한 학대를 막기는 불가능하다. 다음으로 학대에 수반되는 뇌의 기질적 변화와 발달장애와의 관련을 뇌과학의 연구성과에 입각하여 기술하고자 한다. 설령 학대로 인한 신체적 상처가 치유되었다 하더라도 발달과정의 뇌에 입은 상처는 그렇게 쉽게는 치유되지 않는다는 것이 지금까지의 연구를 통해 밝혀졌으며[54], 나아가 학대로 인해 아이가 '발달장애적' 부적응의 정도가 심해져 간다는 점을 지적하고자 한다. 마지막으로 발달장애나 아동학대에 수반되는 아이의 문제를 질환적인 문제로 인식함으로써 지금까지의 스펙트럼개념을 한 걸음 뛰어넘은 새로운 관점을 제시하고자 한다. 이런 의식변화를 통해 의료·교육·행정이 연대하여 발달장애아들의 양육의 어려움을 조금이라도 줄일 수 있다면 부모에 의한 학대를 방지하는데 유효하지 않을까 한다.

양육의 어려움으로 인한 학대

일반적으로 발달장애를 가진 아이들은 양육하기가 힘들다. 그런 어려움 때문에 학대도 일어나기 쉽다. Ouyang 등은 ADHD 아동들은 건강한 아이들에 비해 학대 받기 쉽다고 말하고 있다[55]. 예를 들어 다동성을 가지고 있는 아이들은 안정되지 못하고 집중력도 지속되지 않기 때문에 의자에 가만히 앉아서 공부하는 것이 어렵다. 유치원~초등학교 저학년까지라면 '흔히 아이들에게 있을 수 있는 것'으로 간과하기 쉽지만 학년이 올라갈수록 그 다동성은 두드러져 간다. 그렇게 되면 부모는 억지로 아이를 가만히 있게 하려고 애쓴다. 다동성이 있는 아이들은 부모의 그런 억제에 저항하려 하기 때문에 부모는 폭력을 써서라도 얌전하게 있게 하려고 애를 쓰게 되고 만다. 또한 아스퍼거 증후군 아동도 학대를 받는 예가 있다. 아스퍼거 증후군 환아들은 사물에 대한 집착이 강하다. 가게에서 집으로 돌아가는 길은 어떤 경우이든 동일한 경로가 아니면 마음이 놓이질 않는다. 오늘은 비가 오니까 빨리 간다든가 하는 임기응변식의 대응을 취하지 못하기 때문에 부모는 그런 집착을 억지로 꺾으려 들게 된다. 또한 '잠깐 기다리고 있어'와 같이 큰 의미를 부여하지 않고 하는 말을 제대로 이해하지 못하는 일이 많아서 '잠깐이면 얼마나?'하고 끈질기게 질문을 하기도 해서 짜증스러워 하는 부모가 많다. 이런 일들이 폭력과 같은 신체적 학대로 이어질 수 있다.

이런 학대는 한번으로 끝나기 보다는 대개 불행한 순환으로 이어지게 된다. 예를 들어 학습장애(Learning disability; LD)아이들은 특정 분야에 대해 두드러지게 힘들어 한다. 글씨 쓰기를 힘들어 하는 아이들이 많은데, 아무리 가르쳐도 알파벳을 거꾸로 써 버리거나 한자를 외우지 못하는 일도 있다. 부모로서는 '이렇게 정성스럽게 가르치고 있는데 왜 안 되는 거지?' 하고 더 안절부절 못하게 되어 '너는 머리가 나빠!' 하는 폭언 학대를 하기에 이르고 만다. 아이들 입장에서는 '나도 왜 안 되는지 모르겠어' 하는 마음이기 때문에 부모로부터 그런 폭언을 들으면 더욱 더 혼란스러워지면서 못하게 된다. 그러면 가르치는 부모도 화가 나서 폭언 학대를 반복하게 되고 이러한 슬픈 고리가 끊임없이 생성되고 있는 것은 주지의 사실일 것이다.

그러한 상황을 더 자세히 살펴보면, 부모가 가지는 자책감이 학대의 연쇄를 낳고 있는 것처럼 보인다. 예를 들어 「빛과 함께… 자폐증 아이를 품고~」(고베 케이코, 秋田書店)라는 작품으로 유명한 한 자폐아의 경우는 일반적인 아이들이 아무렇지도 않게 여기는 환경이어도 엄청난 공포를 느끼고 발작을 일으킨다. 부모는 사람들 앞에서 그런 모습을 노출시키기 싫어서 엄격히 대응하는 경우가 있는데 본인의 입장에서는 그것이 더더욱 공포스러워서 더 심한 발작으로 이어진다. 최근에는 자폐증에 대한 사회적 이해가 생겼다고는 하지만 아직까지는 자폐아에 대한 세상 사람들의 눈은 차갑기만 하고, 부모가 잘못 키워서 저렇게 되는 것이라 보기도 한다. 그렇지 않다는 것을 알고 있으면서도 부모의 입장에서는 자신이 제대로 못 가르쳐서 이렇게 된 거라고 생각하게 되는 일도 많다. 그런 자책감을 가지면서도 아이의 교육으로 제대로 이루어지지 않는다는 불안 초조감이 더욱 학대를 낳게 되는 것이다.

아동학대의 연쇄는 여기에서 멈추지 않는다. 일반적으로 발달장애아들은 사회적응이 힘들기 때문에 학교 등교를 하지 않게 되거나 성인이 되어서도 취업을 하지 못하고 은둔형 외톨이가 되는 경우도 있다. 그렇게 되면 부모는 더욱 걱정을 하면서 어떻게 해서든 아이를 바깥으로 내 보내거나 일을 하라고 냉혹하게 대하게 된다. 이것에 대해 아이가 부모에게 폭력적으로 저항하는 것이 이른바 가정 내 폭력이 되는 것이다. 아이가 어렸을 때에는 부모가 아이에게 폭력을 행사했던 것이 아이가 성장하면 거꾸로 아이가 부모에게 휘두르는 폭력으로 바뀌게 된다. 이렇게 되면 아마 부모와 자식 양측이 모두 피해자가 되기 때문에 문제는 더 복잡해진다.

이처럼 아동학대와 발달장애의 관련성에 있어서는 발달장애아 특유의 양육 상의 어려움이 부모에게 자책감을 불러일으키며 불안초조감이 커지고 폭력을 낳고 만다. 그 폭력은 더더욱 아이에게 혼란과 부적응을 야기하면서 부모에 의한 더한 폭력을 낳고 나아가서는 그 아이가 부모에게 폭력을 휘두르는 사태를 불러올 수도 있다. 우리는 어디에선가 이 연쇄를 끊을 필요가 있다.

아동학대가 뇌에 미치는 영향과 발달장애

앞서 '발달장애아는 양육하기 힘들다는 점 때문에 부모에 의한 학대가 일어난다'는 언급을 하였다. 그러나 이러한 견해만으로는 설명이 불충분해지고 있다. '부모에 의한 학대가 일어나기 때문에 아이는 양육하기 힘들어진다'는 역의 관점에 대해서도 검증해보고자 한다. 이것은 앞서 학대의 연쇄로서 다루기도 하였으나 여기에서는 한 걸음 나아가 학대가 뇌에 미치는 영향을 다루어 보려 한다. 단적으로 말하자면 부모의 학대가 아이의 뇌에 영향을 주어 그것이 양육하기 힘들다는 발달장애 특유의 문제를 낳는다는 것을 살펴보겠다.

지금껏 살아있는 사람의 뇌의 연구는 매우 곤란하여, 특히 뇌가 가지고 있는 기능이나 환경이 뇌에 미치는 영향은 수많은 수수께끼에 싸여 있었다. 그러나 최근 들어 뇌기능 영상해석기술이 진보하여 뇌의 어느 부분이 어떤 상황 하에서 영향을 받기 쉬운지를 알 수 있게 되었다. 다음은 아동학대가 뇌에 미치는 영향에 대해 그러한 영상해석으로부터 얻어진 지견이다.

폭언 학대가 뇌에 미치는 영향

예를 들어 폭언 학대가 아이의 뇌의 청각영역에 영향을 준다는 것이 연구를 통해 밝혀졌다[56), 57)]. 부모로부터 일상적으로 폭언을 당했다는 행위는 정신적 학대로서, 특히 미국에서는 고빈도로 보고되고 있다. 이것은 다시 말해 때리고 차는 것과 같은 신체적 학대뿐만 아니라 폭언에 의한 정신적 학대가 발달과정의 뇌에 영향을 미칠 가능성을 시사한다는 것이다. 또한 폭언 정도를 점수화 한 평가법(Parental Verbal Aggression Scale)에 의한 검토에서는 동정(同定)된 좌상측두회 용적이 클수록 어머니, 아버지 양쪽에서 받은 폭언이 많았다는 것도 알 수 있었다. 실어증과 관계되어 있는 궁상속·도부·상측두회를 포함한 청각영역의 확산이방성 저하(대뇌백질수초

> *** 확산이방성의 저하(대뇌백질수초화 장애)**
>
> 대뇌백질의 확산은 유수섬유의 주행 등의 영향을 받아 이방성이 존재한다는 것을 알고 있다. 즉 방향에 따라 확산의 속도가 다르다는 것인데, Fractional anisotoropy (FA) 수치는 확산이방성의 강도(물분자의 이방성 확산의 정도)를 나타내는 정량적 지표이다.

화장애)도 나타난다.

　이상의 결과로 보아 부모로부터 일상적으로 폭언이나 욕을 들어온 아이들은 뇌의 청각 영역 발달에 장애가 있는 것으로 추측된다. 이것은 피학대아들이 트라우마가 될 수 있는 말을 '듣기'를 회피한 것의 표출로 판단된다. 이러한 체험을 가진 아이에게는 과도한 불안 감, 울부짖음, 겁, 수면장애, 우울, 은둔형외톨이, 학교 부적응 등 여러 가지 문제를 보인다 [58]~[60]. 이 모든 것을 모두 '발달장애'로 묶을 수는 없겠지만 그래도 역시 발달장애 특유의 성질로 볼 수는 있을 듯하다. 앞서 폭언 학대로 인해 아이가 점점 부적응 상태가 되는 것을 언급하였는데 이것이 뇌과학의 관점에서도 입증되려 하고 있다. 학대로 받은 뇌의 상처가 아이를 양육하기 힘들게 하고 있다는 것은 상상하기 어렵지 않다.

성학대가 뇌에 미치는 영향

　학대는, 일시적인 양육의 힘듦 뿐만 아니라 아이의 평생에 걸친 부적응을 초래할 가능 성이 있다. 그 예로서 성학대를 들어보자. 성학대를 당한 아이들은 뇌의 시각영역에 영향 을 받고 있다는 것이 연구를 통해 시사되고 있다. 필자 등은 유아기에 성학대를 당한 미국 인 여대생과 전혀 학대력이 없는 정상대조여대생을 대상으로 뇌피질 용적의 차이를 비교 검토하였다[61]. 그 결과 피학대자군에서 좌측 일차시각영역의 유의미한 용적감소가 인정 되었다. 특히 현저한 용적감소를 인정한 부위는 좌측 설상회(영역 17)와 하후두회(영역 18)였다.

　더욱이 이러한 결과들은 사춘기 이전의 11세경까지 학대를 받았던 피험자에게서 두드 러지게 나타났다. 게다가 11세까지 성학대가 이루어졌던 기간과 시각영역의 용적 사이에 는 유의미한 반비례 관계가 인정되었다. 즉, 학대 받은 기간이 길면 길수록 일차시각영역 용적이 작다는 것을 알 수 있었다. 앞서 기술한 것처럼 사춘기 이전의 뇌 발달시기에 성학 대라는 중대한 트라우마를 입음으로써 피학대아의 일차시각영역에 어떠한 변화가 나타났 다는 것이다.

　위에 기술한 점과 직접적인 인과관계는 앞으로 더 검증할 필요가 있으나 성학대로 인 해 생긴 뇌의 시각영역 손상이 차후 아이의 사회 부적응으로 이어지고 있을 가능성이 높 다. 성학대를 당한 아이는 플래쉬 백을 체험하거나 남성과의 교제를 극단적으로 두려워하 기도 한다는 보고가 있다. 사회에서 인간관계를 기피하고 혼자 스트레스를 쌓아두는 일도 많다고 한다. 이것을 바로 '발달장애'라 할 수 있는가의 문제는 차치해 두고서라도 적어도 그 아이가 사회적 삶을 살아가기 힘들다는 것으로 이어지고 있다는 것은 분명한 듯 하다. 이와같이 살아가기 힘듦이 뇌의 기질적 질환으로 환원될 가능성이 이러한 연구에 의해 명 확해지고 있다.

엄격한 체벌이 뇌에 미치는 영향

　그 밖에도 체벌을 포함한 신체적 학대를 받은 아이들의 전전두영역에 문제가 있다는 것이 시사되고 있다. 전전두영역은 인간의 고차 뇌기능, 다시 말해 이성이나 합리적 판단 등을 주관하는 매우 중요한 부분이므로 이 부분의 장애가 곧 그 아이의 양육의 곤란으로 이어진다는 것은 쉽게 이해할 수 있다. 이러한 양육하기 어려운 아이는, 동시에 사람들과 제대로 인간관계를 맺는 것도 힘든 경우가 많다. 아동보호시설에서는 특히 이 점이 문제가 된다. 직원에게 줄곧 적대적 태도를 취하다가도 갑작스럽게 찰싹 달라붙어 떨어지지 않게 되는 등과 같은 애착 문제를 보이는 아이가 많다. 인간관계를 제대로 풀지 못하는 데에서 오는 부딪침이 끊임없이 일어나며, 성인이 되어서도 여전히 이런 문제가 반복될 가능성이 높다.

종래에는 이러한 발달장애 특유의 양육의 어려움 때문에 학대가 발생한다는 것이 주목을 받아왔으나 오히려 거꾸로 학대로 인한 뇌의 손상에 의해 발달장애 특유의 양육의 어려움이 생겨나고 있다는 견해도 밝혀지고 있다. 스기야마가 말하는 것처럼 학대는 '제4의 발달장애'로 받아들여야 한다[62]. 학대의 연장선상에 있는 뇌의 기질적 질환으로서의 발달장애라는 새로운 관점을 필자 등은 여기에서 제안하고자 한다.

발달장애에 대한 재고 – 스펙트럼 재고

지금까지 언급했던 아동학대를 둘러싼 현재의 상황, 그리고 이에 수반되는 뇌에 미치는 영향에 관한 연구로 보아, 우리는 학대를 방지할 방법을 생각해보지 않으면 안 된다. 의사에 의한 진단이나 교육현장에서의 발견, 그리고 아동상담소나 경찰과의 연계 등 다양한 방법이 이미 곳곳에서 시행되고 있다. 그러나 그것은 모두 '사후처리'가 되고 있다는 느낌을 부정할 수 없다. 이미 문제가 일어나고 있는 현장을 하루 빨리 발견하여 해결하는 것은 물론 중요한 일이다. 그러나 그보다 더 중요한 것은 애초에 학대가 일어나지 않도록 하는 것이다. 학대를 예방하는 것이다. 학대의 배경에는 양육의 어려움, 특히 발달장애아의 양육의 어려움이라는 문제가 있다 그래서 필자 등이 강조하고 싶은 것은 다시금 그 '양육의 어려움'이라는 문제를 제대로 인식하여 예방으로 이어질 수 있도록 하는 것이 중요하다는 것이다. 그 시점에서 필자 등은 지금 '스펙트럼'의 개념을 다시 한번 재고할 필요성을 느낀다.

여기서 스펙트럼이란 아이의 발달장애 정도를 자폐아에서 정상아로 단계적으로 바라보려고 하는 것이다. 과거 발달장애에 대한 의식이 낮았을 무렵 세상 사람들은 그런 아이들에게 단순히 '지적 능력의 결함'이나 '사회부적응'이라는 명패를 붙여서, 심한 경우에는 '부모의 교육이 잘못되었다'라고 하여 차가운 눈으로 바라보았었다. 이러한 정상·이상이라는 이원론이 아니라 정상적인 아이에게도 발달이 제대로 이루어지지 않은 부분이 있고 발달장애아도 건강하고 정상적인 부분이 물론 있다는 것에 초점을 맞추고 있는 것이 스펙트럼의 사고방식이다. 이것은 매우 바람직한 이해방식으로 발달에 여러 가지 다양성이 존재한다는 것을 의식하면서 발달장애를 단순한 장애로 받아들이는 것이 아니라 아이가 가진 개성으로 자리매김할 수 있었다는 점에서 그 의의가 매우 크다. 최근에 이 개념은 상당한 충격으로 받아들여지면서 지금은 임상 분야에 종사자라면 이 용어를 모르는 사람은 없을 것이다.

그러나 이런 인식의 변화 속에서 한 가지 우려할 점은 스펙트럼을 더 신중하게 파악하려는 기회가 사라지고 있다는 것이다. 스펙트럼 개념이 너무 일반적으로 침투해서 '누구나 많든 적든 발달상에 불균등한 부분이 있지'하는 식으로 가볍게 인식하는 풍조가 있다. 발달장애라고 해서 옛날만큼 차가운 시선을 받지는 않게 되었을지 몰라도 이와 동시에 보통 아이들보다 조금 이상한 거다'는 정도로밖에는 인식하지 못하게 되어버린 것은 과연 부모에게 있어서 다행스런 일일까. 실제로는 '매우' 양육하기 힘든 아이들을 정상아와 하나로 이어져 있다고 인식하는 스펙트럼의 사고방식에서는 그 힘듦이라는 것은 이해받기 어려워진다. 그래서 부모도 '조금 키우기 힘들어'하는 식으로 아이를 키우면서 느끼는 안절부절 못하고 짜증스러운 마음을 참는 상황이 되어 점점 스트레스가 쌓여 간다. 이것이 학대라는 형태로 폭발할 수 있다는 것은 앞서 언급한 바와 같다.

스펙트럼 재고의 의미

강조해 두지만, 스펙트럼을 깊이 이해하는 것은 결코 발달장애를 '질환'으로 취급하여 과거처럼 차가운 시선으로 그들을 보려는 것이 아니다. 필자 등은 적극적으로 스펙트럼의 의의를 인정하고 있다. 그러나 생각해 보자. 예를 들어 무거운 심장병이라 진단 받은 환자나 그 가족이 '이것도 건강한 사람과 한 연장선에 있는 것이다'고 생각하는 경우가 있을까? 주변 사람도 '누구나 많든 적든 심장에 안 좋은 부분은 있는 법이다'하고 받아넘기는 경우가 있을까? 결코 그런 일은 없을 것이다. 그 환자를 치료하려고 의료진들은 노력할 것이고 주변 사람들도 환자를 위로하며 관계자들의 네트워크는 긴밀해질 것이다. 그와 같은 일은 스펙트럼이라는 개념에서는 생겨나기 힘들다. 스펙트럼을 그냥 그대로 받아들이는 것은 무책임한 일이다. '조금 키우기 힘든 것이 발달장애'라는 인식이야말로 부모를 괴롭히고 나아가서는 아동학대로 이어지고 있는 것이 아닐까 하고 생각해 보는 것이 중요하다.

'피학대'를 발달장애로 인식하기

최근까지도 발달장애에 관한 기질적 원인을 알 수 없었다. 그러나 점점 뇌과학이 발달하면서 이것이 밝혀져 가고 있다. 양육하기 어렵다는 특징을 갖는 발달장애가 뇌의 기질적 문제가 있을 가능성이 생겼다는 것이다. 발달장애를 확실히 '질환' 혹은 '질환적 문제'로 인식함으로써 의료가 접근해야 할 문제로 명확히 다룰 필요가 있다. 그럼으로써 앞으로 약의 개발이나 진단방법 등의 확립이 앞당겨지게 되고, 특유의 양육하기 어려움을 경감시켜줄 수 있게 될 지도 모른다. 이것만으로도 부모에게 있어서는 큰 도움이 될 것이다. 그리고 아이가 발달장애라는 질환적 곤란을 가지고 있는 것을 알면 교사에 의한 교육적 고안도 지금보다 더욱 왕성해질 것이며 행정측에서도 더욱 구체적으로 개입하려 하는 흐름이 형성되지 않을까 한다. 피학대→뇌에 영향→발달장애와 같은 일련의 흐름을 우리는 더욱 주의 깊게 관찰해야만 한다. '접근하기 어려운 아이들' '배려가 조금 필요한 아이들'이라는 애매한 관점이 아니라 '적극적으로 치료해 가야하며 고려해야 하는 아이들'로 의식을 전환함으로써 연대의 고리가 더욱 확고해질 것이다. 그럼으로써 양육의 어려움 때문에 발생하는 학대라는 슬픈 현실에 브레이크를 걸 수 있지 않을까? 올바른 의미에서의 '장애 수용'이 이루어지지 않으면 아동학대의 연쇄는 끊어지지 않을 것이다.

발달장애아에 대한 인식

발달장애아들이 양육하기 어려운 점이 많다. 그렇기 때문에 학대를 받는 경우도 많다. 물론 부모 고유의 문제를 무시할 수는 없으나 아동 학대 사례 중 키우기가 힘든 발달장애 아이들이 다수 보고되고 있는 것은 사실이다. 그리고 아동학대를 당한 아이들은 뇌에 기질적 문제가 발달장애 특유의 부적응을 안고 있다. 이러한 현실을 생각한다면 우리는 발달장애, 그리고 아동학대에 수반되는 발달장애를 새로이 '질환적 문제'로 명확히 인식하고 의료가 개입한다는 의식을 갖는 것이 중요하다. 그럼으로써 교육이나 행정 측과의 연대도 긴밀해질 것이다. 무엇보다 부모들의 의식을 바꾸게 되고 언젠가는 아동학대의 슬픈 연쇄를 끊는 것으로 이어질 수 있지 않을까. 그러기 위한 첫걸음으로써 피학대아나 발달장애에 관한 상담으로 찾아 온 부모와 아이들을 대하는 우리 의료관계자들은 임상현장에서 얻을 수 있는 데이터의 집적과 뇌과학 연구에 더욱 박차를 가함으로써 발달장애에 관한 명확한 의학적 근거를 제시하지 않으면 안 된다.

발달성 트라우마 장애 – 발달장애로서의 트라우마 관련 장애

영국인 정신과 의사인 Bowlby는 제2차 세계대전 이후의 임상경험으로부터 '애착이론'을 전개하여 '모성적 양육의 박탈', 즉 신생아기에 부모와의 유대감이 불충분한 경우 신체적 발달 장애나 정신적 발달 지체 등 다양한 문제를 초래한다는 것을 발견하였다. Harlow의 붉은털원숭이 실험에서도 유소년기에 있어서의 어미와의 스킨쉽 박탈이 이후의 사회적 적응성에 크게 영향을 미친다는 것을 보여주었다. 이러한 고전적인 견해들이 발단이 되어서 모자관계에서 '유대감의 박탈이나 부족'에 관한 연구성과가 축적되기 시작했다. 실험동물 연구로서는 캐나다의 Meaney 등의 연구팀이 주로 쥐를 가지고 신생아기에 어미로부터 받는 털 고르기 자극이 사회성, 정동성의 정상적 발달에 지극히 중요한데, 털 고르기 발현 빈도가 낮은 어미 쥐에게서 자란 아기쥐는 성장 후 스트레스 반응이나 불안 정도가 항진한다고 보고하였다[63]. 일본에서도 갓 태어난 어린 쥐의 모자분리조작이 성체가 된 후의 사회적 불안행동의 증대로 이어진다고 하는 연구가 진행되고 있다[64] [65]. 한편 아동정신의학의 입장에서도 학대나 육아 포기에 의한 유소년기 모자관계의 파탄과 사회성 발달장애의 관계 및 그 정신 기반에 관한 해석이 시작되었다. 극히 최근 들어 학대나 육아포기가 중요한 사회적 문제로 중시되고 있다는 것은 주지의 사실이다.

발달장애와 아동학대의 관련성 – 발달성 트라우마 장애의 관점에서

　　지금까지 설명한 것처럼 피학대아의 발달기의 학대로 인한 신체적 상처가 설사 치유되었다 하더라도 발달과정에서 '마음에 입은 상처'는 그렇게 쉽게 치유되지는 않는다는 것을 지금까지의 연구로 알게 되었다. 다시 말해 발달과정에 있는 아이의 뇌에서는 학대나 체벌과 같은 스트레스 부하로 인해 분자 차원에서 신경생물학적인 변화가 일어나 여러 가지 영향이 남는다. 더욱이 앞서 기술한 '세대 간 연쇄'와 같이 학대경험자가 성장하여 부모가 되었을 때 이번에는 자기 자식을 학대하는 비율이 그렇지 않은 부모보다 높다. 전술한 바와 같이 뇌병리학적 배경으로, 사회성을 관장하는 뇌영역에 형태 이상(위축이나 비대)이나 기능 이상(뇌활동 이상)이 초래된다는 것도 명백해졌다. 오늘날 충동적인 아이들의 증가나 약물의존 등 사회문제의 증가가 지적되고 있는데, 그 배경에 학대가 관련되는 경우가 적지 않다[66].

피학대로 인한 트라우마 관련 장애

　　몇 년 전에 있었던 동일본대지진으로 인해 아이들이 입은 트라우마의 크기는 상상을 초월한 것이다. 트라우마가 아이들의 뇌에 미치는 영향이나 재해를 입은 임산부의 트라우마가 태아에게 미치는 후성유전학(epigenetics)*(표 1)적 문제 등 아이가 건강하게 성장해 가는 것을 지켜보는 우리들은 긴급한 과제에 직면해 있다.

　　한편으로 지진이나 재해와 마찬가지로 아이들에게 있어서 큰 트라우마가 되는 아동학대는 연간 55,000건 이상이나 발생(2010년도)하고 있어서 멈출 줄을 모른다. 지진이나 재해, 학대 등의 이러한 트라우마는 일회적인가 만성적인가 하는 차이는 있으나 트라우마로서 아이들에게 중대한 영향을 미쳐 발달에 악영향을 입힌다. 그리고 그것은 종래의 '발달장애'의 기준과 유사한 증상을 보이는 경우가 있다. 아이들의 이러한 장애를 **'발달장애로서의 트라우마 관련 장애'**라 명명해도 무리는 없을 것이다[62].

표 1. 피학대 시기의 차이에 따른 국소 뇌 용적의 감수성기 분석(다중회귀분석)의 결과

유전자명	설치류 모델		인간 임상	
	발현 변화	후성유전학적 변화	발현 변화	후성유전학적 변화
글루코코르티코이드	저하(해마)	프로모터영역 고메틸화	저하(제대혈)	프로모터영역 고메틸화
세로토닌 트랜스포터	저하(봉선핵)	–	저하(말초혈)	고메틸화
뇌유래신경영양요인(BDNF)	저하(전두엽)	P3프로모터 활성저하	저하	–
바소프레신	상승(시상하부)	프로모터 저메틸화	–	–
옥시토신수용체	저하(시상하부)	–	저하	–
에스트로겐 수용체α	저하(시상하부)	고메틸화	–	–
코트티코트로핀 방출인자(CRF)	상승(시상하부)	프로모터 저메틸화	상승	–

정신의학이나 심리학의 영역에서는 애착이론이나 트라우마 이론으로 인해 아동학대에 관한 이해는 점점 일반적이 되고 있으나, 피학대아가 발달단계에서 보이는 정서면·행동면에서의 문제는 매우 복잡하고 다양하므로 특정한 정신병리현상으로 안이하게 이해하는 것은 문제가 있다고 판단된다.

지금까지 아동복지나 모자보건을 중심으로 아동학대의 방지, 개입, 피학대아의 돌봄을 위한 대응이 지속되고 있으며 아동학대의 기제나 영향에 대한 연구도 진행되어 오긴 하였으나 아직까지 유효한 대책으로서 결실을 맺지는 못하였다. 학대 예방을 위한 현재의 대응은 주로 행정이나 의료기관이 행하는 계발활동이 중심이며 학대근절을 위한 대책(의학적 증거를 갖춘 집단 선별검사 등)은 거의 없고 그 치료전략도 없다. 왜냐하면 학대와 관련된 생리학적 지표가 전무하고, 확고한 모델 동물의 작성도 확립되지 않는 것(지금까지는 주로 양육환경의 조작이 중심이다)이 원인이라 추측된다.

발달성 트라우마 장애

피학대아들은 PTSD, 반응성애착장애, 불안 장애, 품행장애, 반항장애, 해리성 장애, 우울증을 주로 하는 기분 장애 등의 여러 가지 질환을 보이는 것으로 알려져 있다. 그 특징으로, 타자에 대한 공격뿐만이 아니라 자살 기도나 리스트 컷 등의 자기파괴적 행위와 학대의 관련성도 제기되고 있다[67]. 아이에게서 인정되는 병존증의 반수 이상이(이른바 경도) 발달장애라고 한다.

또한 전반적 발달장애(PDD)나 주의력결핍 과잉행동장애(ADHD)와 증상이 매우 유사한 반응성 애착장애로서의 다동성 장애를 감별하는데 고심하는 임상가는 적지 않을 것

---

* 후성유전학

후성유전학(epigenetics)이란 DNA 염기배열의 변화와 상관 없이 일어나는 유전자 발현의 변화가 세포세대를 넘어서 계승되는 현상을 연구하는 학문영역을 가리킨다. 다시 말해 DNA 염기배열의 차이에 의한 것이 아닌 유전자 발현의 다양성을 만들어내는 구조를 말한다. 그것이 '언제' '어떻게' 발현하는지가 환경인자에 의해 변화, 계승된다. 근래에 많은 생명현상에 대한 후성유전학의 관여가 밝혀지면서 그 중요성이 주목 받고 있다.
후성유전학의 수식은 주로 메틸화와 아세틸화로 크게 구별할 할 수 있는데 이것들은 DNA와 그 DNA가 휘감은 히스톤이라는 단백질을 수식한다. DNA는 메틸화, 히스톤은 메틸화와 아세틸화 수식을 받는다. DNA 고메틸화는 유전정보의 발행을 억제하고 유전자의 기능을 억제한다. 한편 DNA 저메틸화는 유전정보의 발현을 촉진시켜 유전자가 발현하기 쉬워진다.
담배나 배기가스, 식사에서도 영향을 받는 등 외적인 환경요인의 변화 등에 의해 epigenetic 수식은 변화한다는 것도 밝혀지고 있다. 또한 수식의 축적성(태생·영유아기의 영향이 후발적으로 나타난다), 가역성을 가지며(진행된 메틸화를 원래의 상태로 되돌리는 것도 가능), 세대 간 연쇄의 원인(세대를 넘어 epigenetic 수식이 전해질 가능성)이 되는 일도 있다.
유아기 모자 분리를 경험한 실험쥐가 변연계의 발달장애, 스트레스 내분비 축의 기능 이상, 정동 행동 이상, 나아가서는 이런 변화들이 DNA epigenetic 변화를 수반한다는 보고도 있다.

이다. 스기야마는 학대 계열의 다동(반응성 애착장애 탈억제형: 원조자에게서 떨어지려고 하지 않는 유형)과 ADHD와의 감별이 어려우며, 해리가 있는지 없는지, 타자에 대한 관심의 정도 등이 감별점이 된다고 하였다[62].

벤텔콜크(Van der Kolk)는 피학대아의 임상상(臨床像)의 추이를 '발달성 트라우마 장애'라는 질환명으로 표현하고 있다(표 2)[68], [69].

트라우마의 개념

발달성 트라우마 장애는 유아기에 반응성 애착장애 병상을 보이고, 초등학생기를 전후로 다동성 행동장애로 발전하여 PTSD 증상의 출현과 함께 해리증상의 명확화, 그리고 청년기에는 해리성 장애나 비행으로 발전, 성인기가 되면 최종적으로는 복잡성 PTSD의 임상상(臨床像)으로 진전해 가는 구도이다[70].

트라우마라는 개념 자체는 19세기 경부터 존재했지만 다시 논의가 되서 DSM에 게재된 것은 1980년 제3판에서 PTSD의 진단 기준으로 실리면서부터이다[71]. 이것은 베트남 전쟁 후유증이 주목을 받으면서 그 연구에 많은 사람들이 관련하게 된 결과이다. 그 이전에는 트라우마를 자넷이나 프로이드(On the Psychical Mechanism of Histerical Phenomena, 1893)가 '전쟁신경증'이나 히스테리의 원인으로 제기하고 있었으나, 프로이드 자신이 이 개념을 포기하고 아이의 욕구 억압으로부터 오이디푸스 콤플렉스론을 제창했기 때문에 트라우마라는 개념은 발전하지 않았다.

앞서 기술한 것과 같이 아동학대라는 현상은 PTSD를 일으키는 원인과 근본적으로 다른 점이 있다. 그것은 현상이 지속적이며 만성적이라는 점에 있다. 지진이나 태풍 등의 자연재해, 전쟁이나 사고 등의 인위적 재해는 충격적이지만 긴 일상 속의 지극히 일부에서 생겨난 비일상적 인 사건이다. 그에 반해 학대는 아이에게 있어서 지극히 당연한 존재인 부모가 사건을 일으키는 것이다. 부모의 '버릇들이기나 교육'이 학대라면 그것은 어린아이가 태어난 이후의 생활 그 자체가 학대라는 것을 의미하기 때문이다.

이러한 배경에서 아동학대에 의해 발생하는 반응성 애착장애로서의 다동성 장애 환아들은 주의집중력이나 자극 변별에 문제가 있는 것을 벤텔콜크(Van der Kolk)도 지적하고 있는데 그것이 임상적으로 ADHD와 증상이 매우 유사한 이유라는 설도 있다.

성장환경요인이 정신건강에 미치는 영향

일본의 아동보호시설 입소중인 아동들이 입소 전에 경험한 성장환경과 현재의 우울증의 관계를 검토하여 아동들이 직면하는 발달적·정서적 과제를 보여주기 위해 전국의 아동보호시설 17 군데의 협력을 얻어 각 시설에 입소중인 아동과 그 담당 직원을 대상으로 하여 필자의 연구실에 소속되어 있는 스즈키 하나코 원생이 3년에 걸쳐 조사를 실시하였다. 이 조사에서는 사전 승인을 얻을 수 있었던 아동과 상담직원 468명(남아 232명, 여아 236명), 나이는 9~18세(평균=13.46±2.39) 대상자들로부터 회신을 얻었다.

표 2. 발달성 트라우마 장애

A	**폭로(노출)** 소아기 혹은 사춘기 초기에 시작되어 1년 이상 지속된 여러 차례의 지속적인 유해한 경험 　1. 대인 간의 폭력을 반복적으로 경험, 혹은 목격 　2. 안전한 양육의 파탄(반복적인 양육자의 교체, 분리, 정서적 학대)
B	**정서적, 생리적 조절 곤란** 발달상의 각성조절 능력이 없이, 다음의 2가지 이상에 해당 　1. 극단적 정서(공포, 분노, 수치심 등)의 조절이나, 견디는 것의 곤란 　2. 신체기능의 조절곤란(수면, 접촉, 배설에 있어서의 문제 ; 접속이나 소리에 대한 과민, 둔감 ; 일상적으로 　　발생하는 변화 곤란) 　3. 감각, 감정, 신체상태에 대한 인식 저하, 해리 　4. 감정, 신체상태에 관련한 표현력 저하
C	**주의나 행동조절의 곤란** 발달상의 주의지속, 학습, 스트레스 대처능력이 없이, 아래의 3가지 이상에 해당 　1. 위협에 몰입, 인식능력 저하(안전이나 위험의 신호를 오인하는 등) 　2. 자기방어능력 저하(자포자기, 위험을 즐기는) 　3. 자기위로를 목적으로 한 부적절한 시도(몸을 흔드는 등의 율동적 움직임, 강박적 자위) 　4. 습관성(고의 혹은 무의식적인) 혹은 반사적인 자해 　5. 목적을 가지고 행동을 개시, 지속하는 것의 어려움
D	**자기 및 관계성의 조절곤란** 발달상의 자의식이나 대인관계를 맺는 능력이 없이, 아래의 3가지 이상에 해당 　1. 양육자 혹은 이외의 중요한 사람의 안전에 관한 강한 집착(조숙한 돌봐줌), 혹은 그들과의 분리 후 재회를 　　견딜 수 없음 　2. 자책감, 무력감, 무가치감, 무능감, 결함이 있다는 생각 등, 부정적인 자존감의 지속 　3. 어른이나 동료와의 친한 관계 속에서 극단적인 불신감이나 반항이 지속되거나, 상호교류의 부족 　4. 동료, 양육자, 그 밖의 어른에 대한 반사적인 신체적 폭력, 언어 폭력 　5. 친밀한 접촉(성적 혹은 육체적 친밀함에 제한 없이)을 하려는 부적절한 시도(과도한 혹은 난잡한), 혹은 　　안전이나 보증을 원하며 동료나 어른에게 지나치게 친밀함 　6. 공감의 부족을 조절하는 능력이 없는 것을 다음의 증거로 알 수 있음. 타인의 고통의 표현에 대하여 공감 　　하지 않거나, 견뎌내지 못하거나, 과도하게 반응하는 것.
E	**트라우마 후 증상 스펙트럼** : PTSD의 3증상군(B,C,D)에서 적어도 2개 이상의 각 군에 대하여, 1개 이상의 항목 에 해당하는 증상을 가지고 있다.
F	**장애 기간** : 상기기준의 B~E가 6개월 이상 지속
G	**기능적 장애** : 상기 내용이 임상적으로 유의한 고통 혹은 다음의 2개 이상의 영역(학습, 가족관계, 동료관계, 법 적 영역, 신체적인면, 직업적인면)에서 기능적 지장의 원인이 되는 경우

Van der Kolk, Pynoos RS, et al. Proposal to include a Developmental Trauma Disorder diagnosis for children and adolescents in DSM-V. 2009. (http://www.traumacenter.org/announcements/DID_papers_Oct_09.pdf)

조사결과에서는, 대상 아동의 65.6%가 어떤 식으로든 부적절한 양육(아동학대나 방임)을 경험, 84.3%가 역경적 경험(부모의 정신질환이나 약물의존, 구금, 이혼 등)을 가지고 있었다. 좀 더 자세히 보면, 8.0%가 부적절한 양육만, 26.7%가 역경적 경험만, 57.6%가 부적절한 양육과 역경적 경험 양쪽 모두 경험하였으며, 7.7%가 양쪽 다 경험하지 않았다고 나타났다.

아동보호시설 입소 아동의 정신 건강에 대한 재고

이 숫자에서 명백해진 것은 아동보호시설에서 지내는 아이들 중 다수는 이미 입소 이전에 매우 괴롭거나 슬펐던 경험들을 했다는 것이다.

여러 가지 사정으로 부모가 가정에서 양육할 수 없는 아이들은 아동복지법에 근거하여 보호 받으며 주로 아동보호시설에서 양육된다. 2008년에 후생노동성이 실시한 조사에 따르면 31,593명의 아이들이 아동보호시설에서 지내고 있는데, 그 53.4%가 피학대 방임 경험을 하였다고 한다[72]. 피학대 방임 경험은 PTSD나 우울증 등의 정신질환 발병에 영향을 주거나 자존심의 저하 등으로 이어지기도 한다는 것을 시사한다[73].

아동보호시설에 입소중인 아이들은 부모와 떨어져서 공동생활을 하는 스트레스를 안고 있을 뿐만 아니라 최근에는 두 명 중 한 명이 피학대아로, 시설에서 제공되는 지원이 아이들의 정성적 발달에 매우 중요한 역할을 한다. 그러나 현재의 복지 시스템으로는 아직 세세한 지원을 하기가 어려우며, 또한 일본 내에서의 아동보호시설 입소 아동을 대상으로 한 연구는 매우 적기 때문에 입소아동의 스트레스나 정신 건강 등의 심리적 실태의 전체상을 파악하지 못하고 있는 것이 현실이다. 일본 내의 아동보호시설이나 아동 자립 지원 시설에 관한 통계적 근거가 있는 영문 논문은 전무하다.

피학대아의 회복 탄력성(resilience, 역주: 정신적 회복력) 촉진을 위해

필자와 스즈키의 검토에서는 피학대 경험이 있는 아동은 268명(57.3%) 중 신체적 학대 114건(24.4%), 성학대 22건(4.7%), 심리적 학대 114건(24.4%), 방임 174건(37%)이었고, 피학대 경험이 없는 아동은 133명(28.4%), 불명확·무회답은 67명(14.3%)이었다.

이 중에서 부모의 정신질환, 부모의 약물의존, 피학대 방임 경험 중, 우울 수치 증가에 영향을 주고 있는 것은 피학대 방임 경험뿐이었다. 아동보호 시설에 입소해 있는 아동의 거의 60%가 입소 전에 학대나 방임을 받고 있었으며, 또한 어머니가 정신질환을 가지고 있는 아동도 많았다. 부모의 정신질환, 부모의 약물의존, 피학대 방임 경험을 비교하였더니, 피학대 경험이 유의미하게 현재의 우울 수치에 영향을 주고 있었던 것이 판명되었고, 이 점은 '부모의 정신상태'보다 '부모가 아이를 대하는 태도'가 아동의 정신 건강에 더 크게 영향을 미친다는 것을 시사하였다.

이러한 결과를 바탕으로 더욱 포괄적인 연구를 실시하여 앞으로의 아동보호시설 입소 아동에 대한 보살핌을 향상시키고 정신질환 발병 예방이나 회복 탄력성(resilience) 촉진으로 연결시키는 것이 중요할 것이다.

앞으로의 과제

학대가 학대를 부르는 '학대의 세대 간 연쇄' 실태에 대해 보다 상세히 규명해 갈 필요가 있을 것이다. 또한 그와 관련된 제 요인들에 대해 검토하여 세대 간 연쇄를 끊기 위해 어떤 지원이 필요하며 또한 어떤 것이 유효한지를 구체적으로 검토해야 한다. 피학대 아이들뿐만 아니라 학대를 받으면 자랐기 때문에 학대자가 된 보호자에 대한 지원도 불가피할 것이다. 학대의 중증화와 재발 방지를 위한 뇌의 형태적 변화에 관하여 학대를 받아서 발달장애가 발생한다고 판단한 경우 그 장애가 어떤 과정을 거쳐 진행해 가는 것인지 지금까지 상세히 검토된 사례는 안타깝게도 보고된 바 없다. 여러 번 반복하지만, 학대 현장에서 아이들을 구해내는 것은 '치유되지 않는 상처'를 '치유되는 상처'로 바꿀 수 있는 가능성이 있다. 그것이 테이처 등이나 필자의 소망이다. 앞으로도 그 성립 메커니즘을 의학생리학적으로 규명해 가는 것은 매우 중요한 일일 것이다.

---

* Resilience

Resilience란 심각한 트라우마를 경험하거나 만성적 스트레스 환경 속에서 생활하는 등, 비록 곤란한 상황에 처해 있더라도 잘 적응할 수 있는 힘이나 순응할 수 있는 과정을 말하는데 정신적 탄력성이나 정신적 회복력이라고도 한다. Masten, Best, Garmzy(1990)은 Resilience를 '위협적이고도 곤란한 상황에 있음에도 불구하고 적응력을 잘 발휘할 수 있는 과정이나 능력, 그리고 발휘한 결과'라고 정의하고 있다.

아동학대를 경험한 아이들이 반드시 PTSD나 기분 장애, 행동장애 등의 정신질환에 이환되는 것은 아니며, 또한 심리면이나 교육면에서도 문제를 보이지 않고 성장해가는 아이들도 있다.

지금까지의 트라우마 연구는 주로 정신증상에 초점을 맞추고 있었기 때문에 어떠한 트라우마의 영향도 없이 건강하게 성장해 온 아이들은 조사대상으로 보지 않았었다. 그러나 그런 열악한 환경을 극복해 가는 아이들이 가지는 강점에 초점을 맞추어 Resilience를 촉진시키고 있는 요인을 이해함으로써 트라우마를 체험한 아이들의 임파워먼트(누구든지 스스로 잠재적으로 가지고 있는 힘이나 개성을 다시 생생하게 숨쉬게 하는 것)로 연결하고, 그리고 치료·개입뿐만 아니라 예방에도 도움이 될 수 있도록 긍정심리학을 바탕으로 하여 Resilience의 개념은 발전해 왔다.

Resilience를 발휘하는 아이들이 공통적으로 가지고 있다고 판단되는 것이 보호인자(protective factor)이다. Bynner(2001)에 따르면 보호인자는 '아이들의 열악한 사건을 털어내기 위해 유용하고 다양한 자원이며, 아이들의 발달의 보다 유연한 부분에 작용하는 것으로 생각된다. 그것들은 '교육면, 사회면, 경제면 등에서 상호간에 작용하면서 아이의 삶에 영향을 주는 것'으로 보인다. 보호인자로 들 수 있는 것은, 개인적 특성으로는 높은 지적 능력, 자기긍정감, 양호한 기질 등이 있고, 가족적 특성으로는 가정의 따뜻함이나 결속, 부모의 적극성 등이 있다. 그리고 지역적 특성으로는 지역자원, 잘 형성되어 있는 사회 네트워크 등이 있다.

문헌

1) Caffey J. On the theory and practice of shaking infants. Its potential residual effects of permanent brain damage and mental retardation. Am J Dis Child 1972; 124(2):161-169.

2) Caffey J. The whiplash shaken syndrome: manual shaking by the extremities with whiplash-induced intracranial and intraocular bleeding, linked with residual permanent brain damage and mental retardation. Pediatrics 1974;54(4):396-403.

3) Duhaime AC, Gennarelli TA, Thibault LE, et al. The shaken baby syndrome. A clinical, pathological, and biomechanical study. J Neurosurg 1987; 66(3):409-415.

4) Neglect CoCAa. Shaken baby syndrome: rotational cranial injuries-technical report. Pediatrics 2001;108(1):206-210.

5) Blumenthal I. Shaken baby syndrome. Postgrad Med J 2002;78(926):732-735.

6) Duhaime AC, Chrisitan CW, Rorke LB, et al. Nonaccidental head injury in infants-the "shaken baby syndrome". N Engl J Med 1998;338(25):1822-1829.

7) Duhaime AC, Chrisitan C, Moss E, et al. Long-term outcome in infants with the shaking-impact syndrome. Pediatr Neurosurg 1996;24(6):292-298.

8) Parizel PM, Ceulemans B, Laridon A, et al. Cortical hypoxic-ischemic brain damage in shaken-baby(shaken impact) syndrome: value of diffusion-weighted MRI. Pediatr Radiol 2003;33(12):868-871.

9) Raj A. Correlation between retinal abnormalities and intracranial abnormalities in the shaken baby syndrome. Am J Ophthalmol 2003;136(4):773;author reply 773-774.

10) Barlow KM, Thomson E, Johnson D, et al. Late neurologic and cognitive sequelae of inflicted traumatic brain injury in infancy. Pediatrics 2005;116(2):e174-185.

11) Hoffman JM. A case of shaken baby syndrome after discharge from the newborn intensive care unit. Adv Neonatal Care 2005;5(3):135-146.

12) De Giorgio F, De Mercurio D, Vetrugno G, et al. Shaken-baby syndrome: a challenging diagnosis. Med Sci Law 2005;45(2):182-183.

13) Barnes PD, Robson CD. CT finding in hyperacute nonaccidental brain injury. Pediatr Radiol 2000;30(2):74-81.

14) Cox LA. The shaken baby syndrome: diagnosis using CT and MRI. Radiol Technol 1996;67(6):513-520.

15) Morad Y, Avni I, Bonton SA, et al. Normal computerized tomography of brain in children with shaken baby syndrome. J Aapos 2004;8(5):445-450.

16) Bonnier C, Nassogne MC, Saint-Martin C, et al. Neuroimaging of intraparenchymal lesions predicts outcome in shaken baby syndrome. Pediatrics 2003;112(4):808-814.

17) Kujiraoka Y, Sato M, Tsuruta W, et al. Shaken baby syndrome manifesting as chronic subdural hematoma:importance of single photon emission computed tomography for treatment indications-case report. Neurol Med Chir (Tokyo) 2004;44(7):359-362.

18) Oehmichen M, Meissner C, Saternus KS. Fall or shaken:traumatic brain injury in children caused by falls or abuse at home-a review on biomechanics and diagnosis. Neuro pediatrics 2005;36(4):240-245.

19) Lee Y, Lee KS, Hwang DH, et al. MR imaging of shaken baby syndrome manifested as chronic subdural hematoma. Korean J Radiol 2001;2(3):171-174.

20) Biousse V, Suh DY, Newman NJ, et al. Diffusion-weighted magnetic resonance imaging in Shaken Baby Syndrome. Am J Ophthalmol 2002;133(2):249-255.

21) Lantz PE. Diffusion-weighted MRI in shaken baby syndrome. Am J Ophthalmol 2002;134(3):472;author reply 472-473.

22) Morad Y, Kim YM, Armstrong DC, et al. Correlation between retinal abnormalities and intracranial abnormalities in the shaken baby syndrome. Am J Ophthalmol 2002;134(3):354-359.

23) Billmire ME, Myers PA. Serious head injury in infants:accident or abuse? Pediatrics 1985;75(2):340-342.

24) 相田典子. 小児虐待における頭部画像診断. 子ども医療センター医学誌 2005;34:113-118.

25) McCabe CF, Donahue SP. Prognostic indicators for vision and mortality in shaken baby syndrome. Arch Ophthalmol 2000;118(3):373-377.

26) Conway EE, Jr. Nonaccidental head injury in infants: "the shaken baby syndrome revisited". Pediatr Ann 1998;27(10):677-690.

27) Klein M, Stern L. Low birth weight and the batterd child syndrome. Am J Dis Child 1971;122(1):15-18.

28) Krieger I, Mellinger RC. Pituitary function in the deprivation syndrome. J Pediatr 1971;79(2):216-225.

29) Hellbrugg T, Becker-Freyseng I, Menara D, et al. Deprivation syndrome in infancy (auhtor's trasl). Munch Med Wochenschr 1973;115(41):1753-1760.

30) Campbell M, Breuer H, Wolman SR. The interplay of biological and environmental factors in a preschool-age patient with Klinefelter's syndrome. Case report. Pediatrics 1973;52(1):29-37.

31) Gotlin RW, Mace JW. Diagnosis and management of short stature in childhood and adolescence. Ⅱ. Curr Probl Pediatr 1972;2(5):3-36.

32) Meyendorf R. Infant depression due to separation from siblings:syndrome of depression, retardation, starvation, and neurological symptoms. A re-evaluation of the concept of maternal deprivation. Psychiatr Clin (Basel) 1971;4(5):321-335.

33) Endo M. Deprivation syndrome. Nippon Rinsho 1977;35 Suppl 1:1166-1167.

34) Olsen EM, Skovgaard AM. Psychosomatic failure-to-thrive in infants and toddlers. Ugeskr Laeger 2002;164(48):5631-5635.

35) Gordon AH, Jameson JC. Infant-mother attachment in patients with nonorganic failure to thrive syndrome. J Am Acad Child Psychiatry 1979;18(2):251-259.

36) Trube-Becker E. The neglected child. Monatsschr Kinderheilkd 1986;134(6):315-318.

37) Lischka A, Groh C, Frisch,et al. Psychological dwarfism-a rare form of growth disorder. Wien Klin Wochenschr 1984;96(8):294-298.

38) Tachibana K, Suwa S, Syndrome of emotional deprivation with growth failure. Ryoikibetsu Shokogun Shirizu 1993;(1):116-119.

39) Ahan MA. The effects of deprivation syndrome on the adjustment of orphan, tribal ans non-tribal children. Indian Pediatr 1988;25(1):47-50.

40) Woynarowska B. Non-organic failure to thrive syndrome. I. Criteria, etiology and pathogenesisi. Pediatr Pol 1988;63(4):264-270.

41) Andersen SL, Teicher MH. Delayed effects of early stress on hippocampal development. Neuropsychopharmacology 2004;29(11):1988-1993.

42) Post RM, Leverich GS, Xing G, et al. Developmental vulnerabilities to the onset and course of bipolar disorder. Dev Psychopathol 2001;13(3):581-598.

43) Leverich GS, McElroy SL, Suppes T, et al. Early physical and sexual abuse associated with an adverse course of bipolar illness. Biol Psychiatry 2002;51(4):288-297.

44) McEwen BS,Magarinos AM, Reagan LP. Studies of hormone action in the hippocampal formation: possible relevance to depression and diabetes. J Psychosom Res 2002;53(4):883-890.

45) McEwen BS. The neurobiology and neuroendocrinology of stress. Implications for post-traumatic stress disorder from a basic science perspective. Psychiatr Clin North Am 2002;25(2):469-494,ix.

46) McEwen BS. Protective and damaging effects on stress mediators:the good and bad sides of the response to stress. Metabolism 2002;51(6 Suppl 1) :2-4.

47) 伊東ゆたか. 被虐待児の脳障害－脳波を中心に. 小児科 2003;44:392-400.

48) Perry BD, Pollard R. Homeostasis, stress, trauma, and adaptation. A neurodevelopmental view of childhood trauma. Child Adolesc Psychiatr Clin N Am 1998;7(1):33-51, viii.

49) Kaufman J. Depressive disorders in maltreated children. J Am Acad Child Adolesc Psychiatry 1991;30(2):257-265.

50) Famularo R, Kinscherff, Fenton T. Psychiatric diagnoses of maltreated children:preliminary findings. J Am Acad Child Adolesc Psychiatry 1992;31(5):863-867.

51) Brown J, Cohen P, Johnson JG, et al. Childhood abuse and neglect:specificity of effects on adolescent and young adult sepression and suicidality. J Am Acad Child Adolesc Psychiatry 1992;38(12):1490-1496.

52) Kaufman J, Yang BZ, Douglas-Palumberi H, et al. Social supports and serotonin transporter gene moderate depression in maltreated children. Proc Natl Acad Sci U S A 2004;101(49):17316-17321.

53) Herrenkohl EC, Herrenkohl RC, Egolf BP, et al. The relationship between early maltreatment and teenage parenthood. J Adolesc 1998;21(3):291-303.

54) Tomoda A, Sheu YS, Rabi K, Suzuki H, Navalta CP, Polcari A, et al. Exposure to parental verbal abuse is associated with increased gray matter volume in superior temporal gyrus. Neuroimage. 2010 May 17.

55) Ouyang L, Fang X, Mercy J, Perou R, Grosse SD (2008): Attention-deficit/hyperactivity disorders symptoms and child maltreatment: A popula-tion-based studyNavalta CP. J Pediatr 153:851-856.

56) Tomoda A, Sheu YS, Rabi K, Suzuki H, Navalta CP, Polcari A, et al. Exposure to parental verbal abuse is associated with increased gray matter volume in superior temporal gyrus. Neuroimage. 2010 May 17.

57) Choi J, Jeong B, Rohan ML, Polcari AM, Teicher MH. Preliminary evidence for white matter tract abnormalities in young adult exposed to parental verbal abuse. Biol Psychiatry 2009;Feb 1;65(3):227-234.

58) Ney PG. Does verbal abuse leave deeper scars: a study of children and parents. Can J Psychiatry. 1987 Jun;32(5):371-378.

59) Ney PG, Fung T, Wickett AR. The worst combinations of child abuse and neglect. Child abuse and negl. 1994 Sep;18(9):705-714.

60) 村田豊久, 清水亜紀, 森陽二郎, 大島祥子. 学校における子どものうつ病-Birlesonの小児期うつ病スケールからの検討‐最新精神医学 1996;1(2),131-138.

61) Tomoda A, Navalta CP, , Polcari A, Sadato N, Teicher MH. Childhood sexual abuse is associated with reduced gray matter volume in visual cortex of young women. Biol Psychiatry 2009;66(7):642-648.

62) 杉山登志郎. 子ども虐待という第四の発達障害. 東京：学習研究社, 2007.

63) Francis D, Diorio J, Liu D, Meaney MJ. Nongenomic transmission across generations of maternal behavior and and stress responses in the rat. Science NewSeries 1999;286(5442),1155-1158.

64) Kikusui T, Ichikawa S, Mori Y. Maternal deprivation by early weaning decreases hippocampal BDNF and neurogenesis in mice. Psychoneuronedocrinology 2009;34,762-772.

65) Kikusui T, Mori Y. Behavioral and neurochemical consequences of early weaning in rodents. J Neuronedocrinol 2009;21,427-431.

66) Andersen SL, & Teicher MH(2009). Desperately driven and no brakes:developmental stress exposure and subsequent risk for substance abuse. Neurosci Biobehav Rev 2009;33(4),516-524.

67) van der Kolk BA. The Psychobiology and psychopharmacology of PTSD. Hum psychopharmacol 2001;16(S1), S49-S64.

68) van der Kolk BA. The neurobiology of childhood trauma and abuse. Child Adolesc Psychiatr Clin N Am 2003;12(2),293-317.

69) van der Kolk BA. Clinical implications of neuroscience research in PTSD. Ann N Y Acad Sci 2006;1071,277-293.

70) van der Kolk BA, Roth S, Pelcovitz D, Sunday S, Spinazzola J. Disorders of extreme stress: The empirical foundation of a complex adaptation to trauma. J Trauma stress 2005;18(5),389-399.

71) 飯田　緑. 児童虐待研究の現状. 立正大学心理·教育学研究 2003;1:5-14.

72) 厚生労働省雇用均等·児童家庭局. 児童養護施設入所児童調査結果の概要. 2009.

73) Oswald S H, Heil K, Goldbeck L. History of maltreatment and mental health problems in foeter children: a review of the literature. Journal of Pediatric Psychology 2010;35(5),462-472.

사제에 의한 아동 성학대를 둘러싼 스캔들

2002년 1월, 미국의 카톨릭 교회 전체를 뒤흔든 사건이 세상에 알려졌다. 메사츄세츠 주 보스톤 대사교구 존 케간 전 신부가 보스톤 주변의 교회 학교 등에서 35년 이상에 걸쳐 소년들에게 성학대를 계속해 왔던 것이다. 피해를 당한 소년의 수는 130명이 넘는 것으로 추정된다. 카톨릭을 비롯한 기독교 성직자는 성적으로 청렴한 것이 당연하다고 믿어왔던 만큼 전세계의 카톨릭 신자들의 신앙을 동요시키는 엄청난 스캔들이었다. 보스톤 글로브지가 2001년 1월에 게재했던 특집 기사가 사건의 발단이었다. 내부 문서에 따르면 1984년부터 케간 전 신부의 성학대력 문제를 알고 있으면서도 그를 사태가 알려지지 않은 교구로 계속 이동시켜 피해를 확대시켰다. 조직으로서의 교회의 책임을 추궁하는 목소리도 높아졌을 뿐만 아니라 카톨릭 교회의 자세 자체를 문제 삼기까지 이르렀다. 미국의 카톨릭 교도는 6200만명으로 인구의 약 22%를 차지한다. 경제적으로 풍족하지 못하고 아버지가 없는 아이들이, 신에 가장 가까운 존재로 여겨져 왔던 신부의 희생양이 된 비극은 더 이상 일어나서는 안 될 것이다.

1. 피학대아 증후군(battered child syndrome)

1946년에 Caffey가 다발골절을 수반하는 6가지 사례를 보고한 것이 역사에 남을 피학대아에 대한 최초의 의학적인 보고이다1). 아동학대를 의학적인 측면에서도 주목하게 하는 계기가 되었던 것이 1962년 미국 소아과 학회 심포지움에서 콜로라도 대학 소아과 교수였던 Kempe가 신체적 학대 경험을 가진 소아 사례를 '피학대아증후군(battered child syndrome)'으로 발표한 것이다2).

당시는 학대라 하면 신체적 학대만을 나타냈으나 그 후 아동학대는 신체적으로 구타당한 것뿐만 아니라 방임이나 성학대, 심리적 학대 등 그 범위가 넓어지고 있으며3), '사회가 학대를 인식하는 과정으로서 일반적으로 '① 사회적 부인의 단계 ② 자신이 속한 사회 이외의 사람이나 이상한 사람이 일으키는 것으로 생각하는 단계 ③ 자신들과 비슷한 사람이 아이들을 학대하는 경우가 있다고 인식하는 단계 ④ 방임을 인식하는 단계 ⑤ 성학대를 인식하는 단계 ⑥ 심리적 학대를 인식하는 단계'라고 리뷰 하고 있다.

요즘은 'Maltreatment 증후군'이라는 호칭으로 아이의 건전한 신체적·정신적 발달을 저해할 가능성이 있는 '부적절한 양육'에 의한, 아이의 건강한 신체적 성장·정신적 발달을 막는 의학적 견해가 확립되어 있다.

2. Maltreatment 증후군

양육자에게 가해 의도가 있었는지 여부와 무관하게 작위적 혹은 부작위적인 '부적절한 양육'에 의하여 18세 미만의 소아에게 급성 혹은 만성의 신체적·정신 심리적 증상이 발생한 경우, 또는 건강한 신체적 성장·정신적 발달을 저해하였다고 판단되는 경우, 이것을 'Maltreatment 증후군'이라고 한다. 또한 '부적절한 양육'이란 '아이의 권리조약(WHO, 1994)에서 정한 아이의 권리를 침해하고 있다고 판단되는 양육이다. Center for Disease Control and Prevention (CDC)에서도 'Choild Maltreatment Surveillance: Uniform Definitions for Public Health and Recommended Data Elements'라는 가이드라인이 나와 있다4).

예를 들어, 질환 자체는 학대로 인한 것이 아니더라도 비위생적인 환경으로 인해 병에 걸릴 위험성이 높아지거나 어수선한 실내에서의 생활에 의해 사고발생 빈도가 높아지고 있을 가능성이 있다. 후생노동성의 반회의 '학대 대응 연대에 있어서의 의료기관의 역할(예방, 의학적 진다 등)에 관한 연구'(주임연구자:오쿠야마 마키코)팀도 이들은 'Maltreatment 증후군의 의혹(예비군)'으로 주의 깊게 대응할 필요가 있다고 경종을 울리고 있다5).

의학적으로 명확한 소견이 없더라도 아동상담소가 보건 기관 등 지역에서 '지원을 필요로 하는 아동'으로 되어 있는 경우도 'Maltreatment 증후군의 의혹(예비군)'으로 인식하여 대응하는 것이 필요하다. 'Maltreatment 증후군'의 치료 및 재발 예방으로는 ① 의료적 대응, ② 복지·보건적 대응, ③ 경찰·사법적 대응, 이 세가지 축의 대응을 동시에 병행할 필요가 있다. 중증도가 높은 '피학대아 증후군'은 간과 되거나 또는 불충분한 치료로 인해 죽음에 이를 수도 있다. 순수한 의료행위만으로는 충분하다 할 수 없으며 복지·보건·경찰·사법·교육 등의 다양한 기관과 연대할 필요가 있다.

문헌

1) Caffey J. On the theory and practice of shaking infants. Its potential residual effects of permanent brain damage and mental retardation. Am J Dis Child 1972; 124(2):161-169.

2) Kempe CH, Silverman FN, Steele, BF, Droegemueller W & Silver HK. The battered-child syndrome. Jama 1962;181,17-24.

3) 奥山真紀子. 児童虐待の分類と概要. 小児科診療 2005;68,208-214.

4) Center for Disease Control and Prevention. Child Maltreatment Surveillance: Uniform Definitions for Public Health and Recommended Data Elements: http://www.cdc.gov/ViolencePrevention/index.html

5) 厚生労働科研費補助金(子ども家庭総合研究事業)「虐待対応連携における医療機関の役割 (予防,医学的アセスメントなど)に関する研究」(主任研究者 奥山真紀子)分担研究報告書

신판 <치유되지 않는 상처>
·······후기······

　　최근 들어 멈출 기세가 보이지 않는 아동학대의 증가는 '부모·자식이라는 관계'의 파탄을 단적으로 보여준다. 아동학대에는 폭력이 중심이 되는 신체적 학대나, 끔찍한 성적학대 뿐만 아니라, 폭언에 의한 학대, 부적절한 환경에서의 양육, 가정 내 폭력(DV)을 목격하는 것 등도 포함된다. 이러한 학대는 일시적인 경우만이 아니라 연쇄적으로 일어나며, 반복적으로 행해지면서 심지어 대를 넘어서 이어져 간다. 즉, 학대를 받은 어린이는 성장해서 본인의 아이를 학대함으로서 참담한 병적 순환이 계속된다. 이런 가슴 아픈 결과가 시사해주는 것은, 수 많은 어린 희생자들이 치유될 수 없는 상처를 입기 전에, 어떻게 해서든 이 흐름을 끊지 않으면 안된다는 것이다. 우리들은 이 슬픈 연결고리를 끊어내기 위한 방법을 탐색해 나가야 한다.

　　발달장애 아이들에게는 특유의 '양육의 어려움'이 있다. 그런 양육의 어려움이 학대의 요인이 된다는 측면은 부정할 수 없다. 물론, 부모측의 고유한 문제를 무시할 수는 없으나, 아동학대의 사례 중, 양육에 어려움이 있는 발달장애 아동이 많을 가능성은 극히 높다. 게다가 아동학대를 받은 아동들은 뇌에 기질적인 문제가 있어, 발달장애 특유의 적응부전 증상을 포함하고 있다.

　　필자는 지금까지 학대에 의한 뇌의 기질적인 변화와 발달장애와의 연관성을, 뇌과학적인 연구의 성과를 근거로 하여 서술해왔다. 학대로 인한 신체적인 상처가 치유되었다고 해도, 발달과정에서 뇌에 생긴 상처는 쉽게 치유되지 않는다는 것이 지금까지의 연구로 확실해졌고, 아동학대가 '발달장애적인' 적응부전의 정도를 심화시킨다는 것도 지적하였다. 이 책에서는 마지막으로, 발달장애나 아동학대로 인한 아동의 문제를 질환적인 차원의 문제로 인식하고, 기존의 스펙트럼 개념에 대해 더 넓은 새로운 관점을 제공하였다. 발달장애에 대한 의식을 변화시키는 것과 함께 의료, 교육, 행정의 연계를 진척시킬 수 있다면, 발달장애 아동을 양육하는 어려움을 조금이라도 경감시키는 것이 가능해져, 부모에 의한 아동학대를 방지할 수 있지 않을까 생각된다.

　　'아동 심리와 관련된 의료에서 뇌과학은 필수 불가결하다.' 라는 사실은 필자가 2003년에 미국 유학하기 이전부터, 필자의 스승님인 미이케 테루히사(三池輝久) 선생님(구마모토 대학교 대학원 명예교수. 현 효고현(兵庫県)립 재활중앙병원 아동수면 발달치료센터장)으로부터 매일 반복적으로 들었던 말씀이기도 하다. 필자가 미국 보스턴의 매사추세츠주 맥클레인 병원 발달생물학적 정신과학교실 실험실에서 했던 일은, 지역에서 모아진 아동기 학대 경험이 있는 지원자들의 뇌를 두부 MRI(핵자기공명영상장치)로 촬영하여, 컴퓨터공학적인 기법으로 상세하게 해석한 것이었다. 이것으로 얻어진 자료들을 임상데이터와 비교, 대조하여 소아기에 있어서 마음의 케어 중요성을 명확히 하는 것이 큰 목표였다. 다양한 학대를 받은 어린이들의 뇌는 세월에 따라 어떻게 변화되는가. 학대를 받은 연령에 따라 뇌가 받는 영향은 어떻게 다를까. 이러한 일련의 연구를 통해 마음의 문제는 정말 난해한 것으로, 과학적 해명이 참으로 어렵다는 사실을 알게 되었다. 이러한 인식을 새롭게 만들어준 점에 있어서도, 이 유학은 필자에게 있어서 큰 전환기가 되어 이 책을 집필하고자 하는 커다란 계기가 되었다. 그리고 많은 사람들과의 만남과 지원으로 이 책이 완성되었다고 해도 과언이 아니다.

이번 책을 통해 테이처(Teicher) 선생님 그룹과 필자가 전하고 싶었던 것은, 일련의 피학대경험자에게서 인정된 이른바 '뇌의 상처'는 어떻게 보면, '손상'이라고 파악되었던 것이 사실은 '적응'이었다는 것을 추측하게 하는 것이었다. 그러나 그것은 안타까운 적응, 즉 슬픈 진화라고 사료된다. 필자들은 인류는 좋은 것에도, 나쁜 것에도 적응하기 위해 진화를 이어나간다는 것에, 신비성과 신의 존재를 솔직히 인정한다. 즉 인간은 진화를 통해 살아남는다는 것이다. 이것은 결국 손상을 받은 뇌도 또다시 계

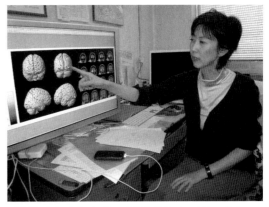

아동학대가 뇌에 미치는 영향을 설명하고 있는 저자

속해서 적응해 나간다는 것이다. 다만 현 시점에서, 이런 '뇌의 상처'를 불가역적인 것으로 결론지어버리는 것은 시기상조이다.

지금 일본에서도 아동학대의 증가가 점점 더 우려되고 있다. 적어도 1990년대 초반까지는 정서적, 사회적인 문제는 주로 심리적인 것에서부터 생긴다고 전문가들은 믿고 있었다. 일반인들의 인식을 높이는 의미에서도, 이 문제의 해결을 위한 퍼즐의 한 조각을 만들기 위해, 앞으로도 이 분야의 전 세계 연구자들과 교류를 통해, 정보를 교환하며 연구를 진척해 가고자한다. 또 의료현장에 종사하는 분들이나 지방자치단체 관계자, 보육이나 학교관계자 등 어린이들과 관련된 분야의 분들에게 이 책이 조금이라도 도움이 된다면 다행으로 생각한다.

앞으로 피학대아동에게 일어난 뇌발달의 장애발생 기전, 병태의 해명과 더불어 하루라도 빠른 치료법의 확립이 필요하다. 그리고 우리들이 무엇보다도 목표로 삼아야 할 것은, 살아서 존재하는 것만으로도 기쁨에 넘치는, 어린이들의 웃는 얼굴을 되찾아 주는 것에 있다는 것을 잊어서는 안된다.

이 책의 개정까지 느긋하게 필자에게 질타와 격려를 해준 진단과 치료사 편집부의 호리에 야스히로(堀江康弘)편집부장과 카키자와미호(柿澤美帆) 씨, 소토야마 유우코(外山裕子) 씨의 도움에 깊이 감사드린다. 또 현재까지 미·일 과학기술협력사업 '뇌연구' 분야 그룹공동연구 미국 측 대표자로서, 필자에게 최첨단의 연구를 할 수 있는 쾌적한 환경과 열의에 찬 지도를 제공해주신 테이처 선생님에게도 깊이 감사드리고 싶다.

도모다 아케미(友田 明美)

[저자 약력]

도모다 아케미(友田 明美)

· 1987년 구마모토대학 의학부 의학연구과 수료. 의학박사.

· 구마모토대학 대학원 소아발달사회학 분야 준교수, 同소아발달학 분야 준교수를 거쳐 2011년 6월부터 후쿠이대학 대학원 의학계연구과 부속 아동심리발달연구센터 교수.

· 후쿠이대학 의학부 부속병원 아동심리진료부 부장 겸임.

· 2003년 4월~2005년 11월까지 메사추세츠주 맥클레인병원 발달생물학적 정신과학연구 프로그램을 위해 유학. 하버드대학 의학부 정신과학교실 객원 조교수.

· 2009년 4월부터 미일과학기술협력사업 '뇌연구' 분야그룹 공동연구 일본 측 대표.

◎ **관련 URL**

· 후쿠이대학 대학원 의학계연구과 부속 아동심리발달연구센터:
  http://www.hosp.u-fukui.ac.jp/cdrc/welcome.html

· 후쿠이대학 의학부 부속병원 아동심리진료부:
  http://www.hosp.u-fukui.ac.jp/sinryouka/o_tokushusinryou/o12_tokushusinryou/index.html

◎ **리서치 어시스턴트**

· 마스다 마사토(구마모토대학 대학원 생명과학연구부 소아발달학)

· 스즈키 하나코(구마모토대학 대학원 의학교육부 소아발달사회학)

· 도요히사 다이키(구마모토대학 대학원 의학교육부 소아발달사회학)

· 오노 마이(구마모토대학 대학원 의학교육부 소아발달사회학)

[역자 약력]

유수양 원장

· 일본 정신과의사
· 일본 후생성 인증 정신보건지정의
· 후쿠오카현 이토시마시 유멘탈클리닉 원장
· 미국 하코미연구소 공인 트레이너
· 일본 하코미연구소 트레이너
· M&L 심리치료 연구소 대표
· M&L 심리치료 마스터 트레이너

◎ 경력

· 이화여자대학교 정치외교학과 졸업, 동대학원 정치외교학과 석사.
· 일본정부 국비장학생으로 동경대학교 종합문화 연구과 국제관계론 박사과정 수료.
· 국립 가고시마대학 의학부 의학과 졸업.
· 일본 야마나시현 코후 공립병원, 고마 공립병원에서 레지던트 수료.
· 일본 구마모토현 국립 키쿠치 병원 근무. (제1회 일본 전국 국립정신병원 정신과의사 포럼 최우수상 수상)
· 일본 사가현 국립 히젠 정신의료센터 근무. (일본 전국 국립정신병원 정신과의사 교육담당)

◎ **現 후쿠오카현 이토시마시 유멘탈클리닉 원장(http://www.yu-mentalclinic.com)**

클리닉에서의 정신과 임상 이외에도 동경, 오오사카, 후쿠오카, 삿뽀로 그리고 서울에서 M&L 심리치료 전문가 코스를 개최하여 심리치료 전문가 양성에 힘을 기울이고 있다. 또한 한국 한의학을 일본 정신과의사들에게 소개하고 정신과 치료에서 양·한방이 서로 편견없이 오직 환자를 위해서 협력체계를 구축해가는 새로운 치료모델을 제안하고 있다. 이토시마시의 지역 정신보건의료의 활성화를 위하여 의료기관과 행정기관, 교육기관 그리고 지역 NPO 단체와의 연대활동에도 많은 힘을 쏟고 있다.